U0281843

胃肠道疾病的
血管介入治疗

WEICHANGDAO JIBING DE XUEGUAN JIERU ZHILIAO

主编｜闵江　张伟

重庆大学出版社

图书在版编目（CIP）数据

胃肠道疾病的血管介入治疗 / 闵江，张伟主编.--
重庆：重庆大学出版社，2024.5
（临床医学专著系列）
ISBN 978-7-5689-4484-7

Ⅰ.①胃… Ⅱ.①闵… ②张… Ⅲ.①胃肠病—介入
性治疗 Ⅳ.①R573.05

中国国家版本馆CIP数据核字（2024）第094146号

胃肠道疾病的血管介入治疗
WEICHANGDAO JIBING DE XUEGUAN JIERU ZHILIAO

主编：闵 江 张 伟
策划编辑：胡 斌

责任编辑：张羽欣　　版式设计：谭小利
责任校对：邹 忌　　责任印制：张 策

*

重庆大学出版社出版发行
出版人：陈晓阳
社址：重庆市沙坪坝区大学城西路21号
邮编：401331
电话：（023）88617190　88617185（中小学）
传真：（023）88617186　88617166
网址：http://www.cqup.com.cn
邮箱：fxk@cqup.com.cn（营销中心）
全国新华书店经销
重庆正文印务有限公司印刷

*

开本：890mm×1240mm　1/32　印张：5.5　字数：115千
2024年5月第1版　2024年5月第1次印刷
ISBN 978-7-5689-4484-7　定价：80.00元

本书如有印刷、装订等质量问题，本社负责调换

编委会

主　编

闵　江　重庆医科大学附属第一医院

张　伟　重庆医科大学附属第一医院

副主编

杨盛兰　重庆医科大学附属第一医院

谢　辉　昆明市延安医院

编　者

林梓阳　佛山市第二人民医院

罗德文　内江市东兴区人民医院

周秩武　江西省人民医院

管海彬　重庆三峡医药高等专科学校附属人民医院

吴晓醒　重庆医科大学附属第一医院

绘　图

王一笑　重庆电子工程职业学院

前　言

　　消化道恶性肿瘤是肿瘤领域的常见疾病之一，治疗方法主要包括手术治疗、化疗、放疗等。随着医学研究的不断深入，人们对消化道恶性肿瘤的理解取得进展，并逐渐形成规范化的治疗方法。针对内镜下可切除的早癌，可选择内镜下切除；针对可手术切除的肿瘤，手术切除联合或不联合辅助化疗则是最常用的治疗手段；当然，针对部分手术可切除但分期较晚的肿瘤，如术前达到ⅢC期的患者，推荐围手术期化疗联合手术治疗；而针对晚期发生转移的患者，则建议采用全身治疗模式，根据患者具体的分子表型特点，选择化疗联合靶向或免疫的综合治疗手段。

　　早在20世纪70年代，血管介入治疗就已应用于中晚期消化道恶性肿瘤。在以经验治疗为主的年代，国内外的很多专家在外科手术切除原位肿瘤后，会在肝动脉或门静脉置管，缓慢推注或泵入以氟尿嘧啶为主的化疗药物，以防止术后的肝脏肿瘤复发。血管介入化疗方式治疗原发性肝癌和明确的肝转移病灶的临床应用就更早了。但是，随着医学的发展和进步，临床对上述治疗方法提出了循证医学论证的要求。2017年，美国外科医生迈克尔·丹杰利卡（Michael D'Angelica）联合美国和荷兰的医学中心发表了一项临床研究成果，该研究以结直肠癌伴肝转移且完成了原发灶和转移灶 R0 切除的患者为研究对象，对比了肝脏灌注化疗和传统的静脉化疗两种辅助治疗模式的疗效。10 年生存时间的随访发现，肝脏灌注化疗患者的预后显著提高，该研究结果直接奠定了以肝脏灌注化疗为代表的血管介入化疗在消化道肿瘤治疗中的地位。两年后，我国复旦大学附属中山医院的许剑民教授及其团队也发表了相关研究成果。该研究以术后病理分期为 Ⅲ 期的结直肠癌患者为研究对象，比较经肝动脉灌注化疗和传统的全身静脉辅助化疗在改善结直肠癌术后肝脏转移率和患者生存时间方面的差异。结果显示，经肝动脉灌注化疗可降低结直肠癌术后肝脏转移率，显著提高 Ⅲ 期患者的生存时间。此外，在胃癌领域，中国人民解放军东部战区总医院的李国立教授正在探索经胃动脉灌注化疗的新辅助治疗手段对 ⅢC 期胃癌患者的疗效，期待其早日取得突破性进展。

重庆医科大学附属第一医院胃肠外科中心（以下简称"中心"）自 2010 年来，一直探索血管介入治疗在消化道肿瘤领域的应用。2018 年，经重庆医科大学附属第一医院伦理委员会批准，中心开展了"经动脉化疗栓塞对胃癌幽门梗阻的治疗作用研究"，结果发现血管介入化疗可以有效解决大部分胃癌患者的幽门梗阻，从而为部分肿瘤伴梗阻不能或不愿手术的患者提供可选择的治疗方式。2020 年，中心又开展了"经动脉化疗栓塞在胃癌新辅助治疗中应用的研究"，从目前已有的数据看，经动脉化疗栓塞患者术后的病理缓解比例达到 30%，进一步的生存数据还在随访中。前期研究成果在 2022 年的美国临床肿瘤学会胃肠道肿瘤研讨会（American Society of Clinical Oncology Gastrointestinal Cancers Symposium，ASCO GI）上做了海报展示，在业内引起了很大的关注。

　　笔者和团队致力于血管介入方向的研究，幸得国内其他医院同行的关注，大家一起交流讨论，共同学习进步。成书于此，为胃肠道疾病血管介入治疗之抛砖引玉；能力于此，不足之处恳请广大读者斧正赐教。最后，感谢各位编者的辛勤付出！

闵江　张伟

2024 年 3 月于重庆

目　录

第一章　血管介入的历史与发展

　　介入治疗是一种广泛应用于医学领域的治疗方法，通过影像引导，将导管或器械插入体内，对靶器官进行诊断或治疗。1996 年 11 月，原国家科学技术委员会、原卫生部、原国家医药管理局联合组织的中国介入医学发展战略及学术研讨会在北京召开，会上正式确立了介入放射学在医学领域的地位，并将介入治疗列为与内科、外科治疗并驾齐驱的第三大治疗学科。介入治疗作为一门独立的专业学科，已成功救治了无数患者，其对医学发展起到了极其重要的推动作用。

一、介入的发展历史

　　介入治疗的发展历史伴随着医学的不断进步，承载着人类以最小的创伤治疗疾病的梦想，是随着人类对未知事物的尝试、探索和实践而发展起来的技术。介入医学是现代医学的重要组

成部分，其思想起源可追溯至古埃及和古巴比伦时代。公元前
3000 年，古埃及人已经使用金属管导尿。公元前 400 年，有记
载人类用中空的芦苇研究尸体心脏瓣膜的功能。古罗马的克劳
迪亚斯·盖伦（Claudius Galenus）（129—199 年）（图 1-1）
将芦苇空腔和黄铜管插入动脉，证实了血液、动脉、心脏泵功
能三者之间的关系，这种循环理论影响近千年。

　　文艺复兴时期，许多艺术家对人体解剖做出了巨大贡献，
其中最有代表性的是意大利的列奥纳多·达·芬奇（Leonardo
da Vinci）（1452—1519 年）（图 1-2）。达·芬奇用蜡浇铸成
人的心脏模型，为心脏构造及功能的深入研究奠定了基础，并
基于此发明了用来进行瓣膜流动研究的玻璃模型。英国的威廉
姆斯·哈维（William Harvey）（1578—1657 年）（图 1-3）将
导管插入下腔静脉并证明了肺循环，其通过对动脉、静脉和微
血管之间完整关系的阐述，为体循环理论奠定了基础，并为外
周血管介入提供了解剖学基础。

　　法国生理学家克劳德·伯纳德（Claude Bernard）（1813—
1878 年）（图 1-4）在其备忘录里描述了很多在狗身上进行的涉
及静脉和动脉的试验。他介绍了心脏导管插入术的术语，为了
测量血液中的不同物质，他将可半弯曲的引导管置入心腔并进
行了广泛研究。

　　至 19 世纪末，人体解剖学和生理学已经逐渐被阐述清楚，
但血管介入的观察实验只能在动物和尸体身上进行，直到物理
学家威廉·康拉德·伦琴（Wilhelm Conrad Röntgen）（1845—

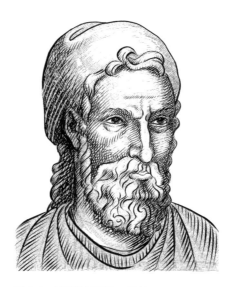

图 1-1　克劳迪亚斯·盖伦

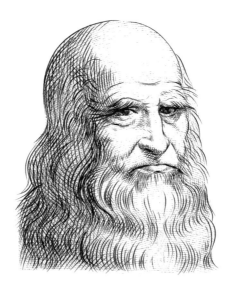

图 1-2　列奥纳多·达·芬奇

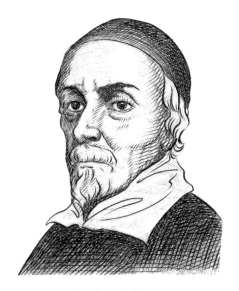

图 1-3   威廉姆斯·哈维

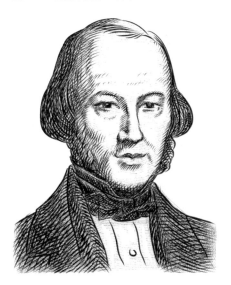

图 1-4   克劳德·伯纳德

1923 年）（图 1-5）在 1895 年底发现了"一种新的射线"，即
X 射线，才将介入医学真正应用到活体领域。伦琴发现 X 射线
后不久，年轻的物理学家爱德华·哈希克（Edward Haschek）
和他的医学同事产生了将一种不透光的物质注射入血管从而获
得增强的血管造影的想法，于是他们将碳酸钙注射到一个尸体
手上的动脉里，并获得了第一张动脉造影相片。

　　从此之后，医学界一直致力于探索造影效果好且对人体
无毒副作用的造影剂的研究。德国外科医生沃尔特·阿尔文斯
（Walter Alwens）和同事奥托·弗兰克（Otto Franck）发现了
次碳酸铋能悬浮于油中。动物实验中，与血液比重相同的次
碳酸铋可以通过右心房和右心室，直至分散到肺动脉里显影。
1923 年，吉恩-阿塔那塞·西卡德（Jean-Athanase Sicard）和

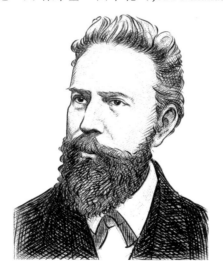

图 1-5　威廉·康拉德·伦琴

雅克·福雷斯蒂尔（Jacques Forestier）在巴黎第一次完成了活人身上的动脉显影。他们使用了一种以罂粟种子油为基础的造影剂——碘化油，并将其注入到一个将要接受截肢术的患者股动脉中，X射线显示了他的动脉造影。同一年，两名来自柏林的研究者A.邓纳（A. Dunner）和L.卡尔姆（L. Calm）使用20%的碘化钠显影，且没有发生任何不良反应。巴恩斯医院的外科医生巴尼·布鲁克斯（Barney Brooks）使用10 mL的100%碘化钠溶液完成了水溶性造影剂的第一次股动脉造影。布鲁克斯将下肢静脉闭塞，并用Crile夹夹闭近端股动脉，从而产生了高质量的闭塞动脉造影。1924年，布鲁克斯在美国医学协会杂志上发表了25个相关病例报告。

出生于葡萄牙的著名神经外科医生埃加斯·莫尼兹（Egas Moniz）（1874—1955年）（图1-6），在1927年率先将动脉造影引入临床实践——利用碘化钠对患者脑肿瘤进行定位和大小测量。莫尼兹发表了大量关于正常和异常脑血管造影的文章。1949年，他和沃尔特·鲁道夫·赫斯（Walter Rudolf Hess）（1881—1973年）因发现大脑额叶前区白质切断术对某些精神疾病的治疗价值而共同获得诺贝尔生理学医学奖。

随着介入造影剂的不断改进更新，介入操作技术也进一步发展。1905年弗里茨·布莱克罗德（Fritz Bleichröder）在没有使用X射线的条件下将导管置入了狗的血管中（动脉和静脉）。1953年，著名的瑞典放射科医生斯文·伊瓦尔·塞丁格（Sven Ivar Seldinger）（1921—1998年）（图1-7）描述了使用导管

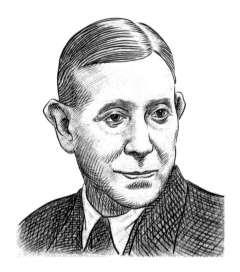

图 1-6 埃加斯·莫尼兹

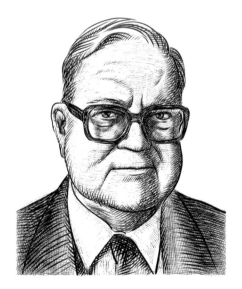

图 1-7 斯文·伊瓦尔·塞丁格

完成血管造影术成为可能的重大突破，他发明了经皮穿刺技术（Seldinger 技术），经皮导管更换针头或套管针，并将操作步骤简单地归纳为"入针—入导丝—出针—入导管—出导丝"（图 1-8）。Seldinger 技术的出现结束了血管造影需要血管外科医师协助的历史，成为介入医师可独立完成的一种简便、安全的血管插管技术，沿用至今并扩展至非血管治疗领域。德国心血管学家安德里亚斯·格鲁恩齐格（Andreas Grüntzig）与当时 Medi-Tech 的创始人约翰·埃伯利（John Abele）密切合作，制作了用于血管重建的双腔球囊导管，并在 1977 年 5 月于旧金山进行了首次冠状动脉血管重建。

到了现代，介入放射学快速发展，出现了很多具有里程碑意义的事件，这些事件都对医学发展具有重要的推动作用。

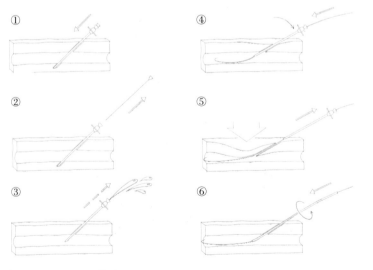

图 1-8　Seldinger 技术

1964 年血管成形术（angioplasty）的概念被提出，angioplasty 源自拉丁文的"angio-"，意为"与血管有关"，"plasty"意为"塑形或成形"，最初的想法是使用微创技术从内部打开阻塞的血管。

1966 年发明了栓塞术（embolotherapy），通过阻断血流来治疗肿瘤和脊髓血管畸形。

1967 年发明了冠状动脉造影技术（Judkins technique）。梅尔文·贾金斯（Melvin Judkins）采用 Seldinger 技术经股动脉穿刺法行选择性冠状动脉造影，这一技术简单易行、成功率高、并发症少，沿用至今。

1967 年世界首例动脉导管未闭封堵手术成功，用于治疗新生儿肺动脉和主动脉之间血管开口的心脏缺陷。

1967 年发明了选择性血管收缩输注治疗出血，目前常用于治疗出血性溃疡、胃肠道出血和动脉出血。

1969 年发明了导管支架技术和血管支架（图 1-9）。

1960—1974 年，新的介入工具投入临床使用，如肝素化导丝、造影剂注射器、一次性导管针和透明胶片更换器。

20 世纪 70 年代发明了经皮胆总管取石术。

20 世纪 70 年代发明了闭塞线圈。

1972 年发明了选择性动脉栓塞治疗胃肠道出血，适用于治疗动脉的大出血和阻断肿瘤的血液供应。

1973 年发明了骨盆创伤栓塞治疗。

1974 年发明了选择性动脉溶栓治疗动脉闭塞，现在用于治

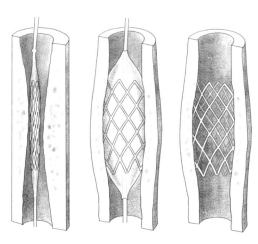

图 1-9　血管支架

疗血栓、卒中等。

1974 年发明了经肝栓塞治疗静脉曲张出血。

1977—1978 年发明了肺动静脉畸形和精索静脉曲张的栓塞技术。

1977—1983 年发明了化学栓塞治疗肝细胞癌和弥漫性肝转移。

1980 年发明了冷冻消融治疗肝肿瘤。

1980 年发明了胆道手术专用工具和装置。

1980 年发明了胆道支架，用于解除胆道梗阻，恢复胆道通畅，允许胆汁从肝脏流出，挽救了胆道梗阻患者的生命。

1981 年发明了脾外伤栓塞技术。

1982 年发明了经颈静脉肝内门体静脉分流术（transjugular intrahepatic portosystemic shunt，TIPS）（图 1-10）。

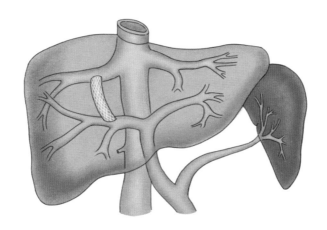

图 1-10 经颈静脉肝内门体静脉分流术

1982 年发明了介入泌尿外科扩张器和经皮肾结石取出术。

1983 年发明了外周血管球囊扩张支架，一直沿用至今。

1985 年发明了自膨胀支架。

1990 年发明了经皮胆囊结石摘除术。

1990 年发明了肝肿瘤射频消融技术。

20 世纪 90 年代发明了通过栓塞治疗骨和肾肿瘤。

20 世纪 90 年代发明了其他肿瘤的射频消融治疗，如骨肿瘤、乳腺肿瘤、肾脏肿瘤和肺肿瘤等。

1991 年发明了腹主动脉支架。

1994 年发明了用于冠状动脉的球囊扩张支架，沿用至今。

1997 年发明了经动脉注射病毒和基因治疗载体治疗肝癌。

1999 年发明了经皮将胰岛细胞输送至肝脏，用于移植治疗糖尿病。

1999 年开发了静脉内激光消融程序，用于治疗静脉曲张等静脉疾病。

经过近 200 年的发展，血管介入已经成为一门非常成熟的学科，其应用范围也越来越广泛，在医学领域具有重要的作用。

二、放射介入学的应用

放射介入学于 20 世纪 80 年代引入我国，迅速与医学影像学融合发展成为一个新兴学科，并应用于不同的医学领域，其范围包括但不限于以下方向。

心血管介入：介入技术可用于治疗各种心血管疾病，例如冠状动脉粥样硬化性心脏病、动脉瘤、动脉硬化等。常见的治疗包括血管成形术、支架植入、血管内腔修复等。

胆道和胰腺介入：介入技术可用于治疗胆道结石、胆囊炎、胰腺炎等疾病。常见的治疗方法包括导管引导下的胆管内支架植入、取石术、胰液引流等。

泌尿系统介入：介入技术可用于治疗尿路结石、尿路梗阻、前列腺增生等疾病。常见的治疗方法包括尿管置管、经皮肾造影、尿路扩张等。

骨科介入：介入技术可用于治疗骨折、骨肿瘤、椎体压缩骨折等疾病。常见的治疗方法包括经皮骨针穿刺、骨水泥填塞等。

神经介入：介入技术可用于治疗神经系统疾病，如脑动脉瘤栓塞、脊柱病变等。

妇科介入：介入技术可用于治疗妇科疾病，如子宫动脉栓塞术可用于治疗子宫肌瘤。

肿瘤介入：介入技术可用于治疗肿瘤疾病。常见的治疗方法包括肿瘤消融、肿瘤栓塞、血管内化疗、放疗和导管置入植入物等。

三、血管介入在消化系统疾病中的应用

血管介入是介入技术中最重要的方法，是指在影像（如超声、X 线透视、CT、超声内镜等）引导和诊断下，将介入器械（如穿刺针、导管、导丝、导管鞘、支架等）插入特定的血管，再根据病变的部位、性质、范围，将特定的药物（如血管活性药物、止血药物、抗凝药物、溶栓药物、抗代谢及抗肿瘤药物、栓塞材料等）定向地导入特定的部位从而达到治疗的目的。目前常用的技术包括药物灌注、血管栓塞、血管成形、血管内支架植入术、异物取出术、血栓摘除及溶栓术等。针对消化系统疾病的介入治疗介绍如下。

1. 选择性动脉灌注药物治疗

选择性动脉灌注药物治疗，又称"经导管动脉灌注术（transcatheter arterial infusion，TAI）"，其基本方法是经选择性动脉插管注入特定的药物以达到治疗的目的。主要用法如下。

（1）消化道出血的治疗：如门静脉高压症引发的食管胃底静脉曲张破裂出血、胃应激性溃疡出血、溃疡性结肠炎、结

肠憩室出血等。常用药物有垂体后叶素、去甲肾上腺素等。对于急性大量出血的病危患者，尤其是老年患者，宜先行介入手术或内镜明确病因及出血点以有效控制出血，术前患者须积极完善术前准备，以耐受择期施行确定性手术。急性消化道出血介入治疗法是一种行之有效的微创治疗方法，值得推广。

（2）恶性肿瘤的灌注化疗：如原发性肝癌、转移性肝癌、胰腺癌和胃癌等恶性消化道肿瘤。治疗方法为经皮穿刺经股动脉插管，在透视下选择性地将导管插至肿瘤的供血动脉，然后通过导管向肿瘤直接灌注各种化疗药物。此法具有创伤小、疗效好、并发症少等优点，能提高肿瘤局部药物浓度，从而提高疗效，减少全身静脉化疗不良反应。

（3）溶栓治疗：主要用于治疗急性、亚急性动脉血栓形成，也可经静脉插管灌注溶栓药物定向地治疗静脉血栓。常用药物有链激酶、尿激酶、重组组织型纤溶酶原激活剂等。此法具有疗效好、创伤小等特点，现已逐渐取代了传统的血管切开取栓手术。

2. 选择性动脉栓塞治疗

部分消化道肿瘤单纯进行动脉灌注化疗效果不理想，如原发性肝癌，目前多采用选择性动脉栓塞治疗，即经导管血管栓塞术（transcatheter arterial embolization，TAE）。治疗方法为利用导管技术将导管选择性置入肿瘤的供血动脉，经导管注射各种栓塞剂，如碘油、微粒、无水酒精、弹簧圈和明胶海绵等，将肿瘤及供血动脉予以栓塞。其目的是阻断肿瘤血供，使肿瘤

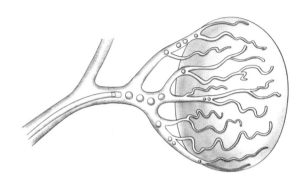

图 1-11　TACE 模式图

缺血坏死，并抑制肿瘤生长。此外，选择性动脉栓塞也可用于各种消化道出血的暂时止血的辅助治疗。

3. 选择性动脉化疗栓塞术

选择性动脉化疗栓塞术，又称"肝动脉化疗栓塞术（transcatheter arterial chemoembolization，TACE）"，联合了TAI 和 TAE，将载有化疗药物的微球通过选择性的肿瘤滋养血管，使化疗药物停留在肿瘤中持续性发挥作用，并高选择性地使肿瘤乏血（图 1-11）。

四、血管介入技术治疗消化道疾病常用的器械剂药物

1. 介入导管

介入导管是用于血管介入手术的一种特殊导管。它是一根细长的、柔性的管道，通常由柔软的材料（如聚乙烯、聚氨酯）制成。介入导管的直径和长度可以根据具体操作的需要选择。

介入导管可以通过体表的穿刺点插入体内的血管，而后医生通过实时的 X 射线或其他影像引导将导管推进到目标位置。导管可以用于多种血管介入手术，如血管成形术、血管栓塞术、血管支架植入术等。手术过程中，导管可以用来注射造影剂、取材、导丝引导以及放置和操纵治疗器械。不同类型的介入导管有不同的用途和特点。常见的介入导管有血管导管、导丝导管、鞘管等，具体选择何种导管取决于手术的类型、所需操作的血管部位和导管的特性。消化系统疾病中常用的血管导管如图 1-12—图 1-14 所示。

2. 栓塞物

栓塞物是一种可植入的器械，用于堵塞血管，以达到阻止血流的目的。常见的栓塞物有金属线圈、颗粒状栓塞物和聚合物栓塞物等。常用的血管介入栓塞物如下。

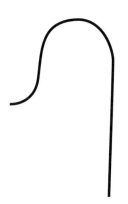 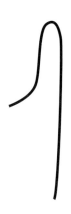 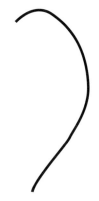

图 1-12　胃左动脉导管　　　图 1-13　肝总动脉导管　　　图 1-14　眼镜蛇导管 C2

（1）金属线圈：金属线圈是最常见的血管介入栓塞物，它是由金属丝制成的细小线圈，通过导管引导放置于异常出血的血管内。金属线圈可以卷曲增多，形成堵塞，阻断异常出血的血流。

（2）明胶海绵：明胶海绵是一种海绵状高分子固体材料，取材方便，无毒性，并且具有良好的组织相容性、血液相容性、生物可降解性、弱抗原性和生物安全性。它是一种中期栓塞材料，在血管内可引起机械性栓塞，从而减缓或中断血流，留存体内 14~90 天可被降解吸收，在致密堆积的情况下也可形成永久性闭塞。

（3）颗粒状栓塞物：颗粒状栓塞物是一种微小的颗粒物质，可根据需要选择不同尺寸的颗粒。通过导管引导，颗粒状栓塞物可被注射到异常出血的血管内，形成堵塞，阻止血流。

（4）聚合物栓塞物：聚合物栓塞物是由生物相容性聚合物材料制成的栓塞物，类似颗粒状栓塞物。聚合物栓塞物可被注射到异常出血的血管内，形成堵塞。聚合物栓塞物常用于治疗血管瘤和阻断肿瘤血供。

3. 药物

消化道疾病介入治疗中常用的药物如下。

（1）化疗药物：肿瘤血管介入可以通过导管将化疗药物直接注入肿瘤内或肿瘤供血血管中，达到局部高浓度治疗的效果，减少化疗造成的全身毒副作用。常用的化疗药物包括顺铂、阿霉素、紫杉醇等。

（2）靶向治疗药物：靶向治疗药物是指能够选择性地作用于肿瘤细胞表面或其内部的分子标靶，可抑制肿瘤细胞的生长和增殖。肿瘤血管介入中，可以使用靶向药物抑制肿瘤血管的生长和新生，从而达到治疗的目的。常见的靶向治疗药物有贝伐单抗、曲妥珠单抗等。

（3）放射性标志物：放射性标志物可用于肿瘤的诊断和治疗。利用放射性标记药物使放射性标志物在肿瘤或肿瘤血管内聚集，然后运用放射性示踪技术观察和定位肿瘤。常见的放射性标志物包括 ^{99m}Tc 标记的大颗粒聚合人血清白蛋白（^{99m}Tc-MAA）、钇 90- 乙二胺四亚甲基膦酸（90Y-EDTMP）等。

血管介入技术在肝癌和消化道出血中已有非常广泛的应用，但本书主要讨论的是胃肠道疾病的血管介入治疗，特别是胃肠道肿瘤。很多治疗方法目前还处于临床探索阶段，需要更多的研究来确定其长期有效性。

（闵江）

参考文献

［1］　蒋烈夫，李敬哲 . 介入放射学［M］. 北京：科学出版社，2017.

［2］ 刘增荣.现代医学全新技术——介入放射学治疗［J］.现代医用影像学，2003，12（1）：34-35.

［3］ 欧阳墉.我国介入放射学发展历程中主要介入治疗技术进展纪事［C］.第四届中国东部介入放射学学术会议论文集，2007.

［4］ 张金山.现代腹部介入放射学［M］.北京：科学出版社，2000.

［5］ 王建华，王小林，颜志平.腹部介入放射学［M］.上海：上海医科大学出版社，1998.

［6］ 刘吉勇，杨崇美.消化系统疾病介入治疗学［M］.济南：山东科学技术出版社，2002.

［7］ 张春清，王强修.消化系统疾病介入治疗学［M］.北京：人民军医出版社，2011.

第二章　消化道出血

一、概述

消化道出血（gastrointestinal hemorrhage）是一种常见的急症，其发病率随着年龄的增加而增加，尤其是在 60 岁以上的老年人中更为常见，男性略高于女性，常见的原发疾病包括消化性溃疡、消化道肿瘤、炎症性肠病、血管畸形和肠道憩室等。其发病的高危因素包括：①药物使用：长期使用非甾体抗炎药物（nonsteroidal antiinflammatory drugs，NSAIDs）和抗凝药物（如华法林）等会增加消化道出血的风险；②吸烟和酗酒：吸烟和大量饮酒也会增加消化道出血的风险；③经济因素：低收入人群及资源匮乏地区居民的消化道出血发病率较高，可能与卫生条件较差、饮食不卫生等因素有关。

根据出血部位的不同，消化道出血可分为上消化道出血（upper gastrointestinal hemorrhage）和下消化道出血（lower gastrointestinal hemorrhage）。上消化道出血的定义为屈氏韧带以上的消化道出血，包括食管、胃、十二指肠、胆管和胰管等病变引起的出血。急性上消化道出血是常见的急危重症之一，成年人每年发病率为 100/10 万 ~180/10 万，病死率为 2%~15%。药物治疗、内镜治疗可有效控制出血，但仍有 5%~15% 的患者内镜下止血失败，需要介入或外科治疗。下消化道出血的定义为屈氏韧带以下的肠道出血，包括小肠出血和结直肠出血。急性下消化道出血的年发病率为 33/10 万 ~87/10 万，约占全消化道出血的 20%。关于下消化道出血诊治策略的研究相对不足，下消化道出血的急诊干预措施也不如上消化道出血完备和规范，常见的治疗方法包括药物治疗、内镜治疗、手术治疗和介入治疗。目前对血管造影阳性血管进行介入栓塞治疗后的止血成功率为 93%~100%，而准确的超选栓塞引起肠缺血的可能性较小，治疗后缺血性肠病发生率仅为 1%~4%。

介入治疗急性消化道大出血应用临床已有 30 多年，并被证实可以有效控制出血和降低死亡率，因其具有微创、并发症少的优势，近年来已基本取代外科治疗。随着介入技术的推广与成熟，基层医疗单位的数字减影血管造影（digital subtraction angiography，DSA）设备建设日益完善，血管介入治疗越来越得到广大医务人员的认可。介入治疗可大幅降低重症患者的死亡率，秉持损伤控制原则，实现消化道出血的快速康复。

二、诊治流程

1. 评估和初步处理

当患者出现明显的消化道出血症状时，医生首先应评估患者的病情和症状的严重程度。同时，采取急救措施以保证患者的生命安全，包括监测生命体征、维持稳定的血压和心率等。

2. 临床评估

医生会对患者进行详细的病史询问和临床体格检查，这有助于了解病因、疾病的严重程度和可能的并发症。

3. 实验室检查

医生可能会要求患者进行一系列实验室检查，包括血液检查等，评估贫血程度、凝血功能、电解质和肾功能等指标。此外，还可能进行病原学检查，如大便隐血试验、呕吐物或胃灌洗液的培养等。

4. 影像学检查

常用的消化道出血的影像学检查方法包括上消化道内镜检查（胃镜）、下消化道内镜检查（结肠镜）等，这些检查可以帮助医生找到出血的部位和原因。对于内镜无法到达的部位，如小肠等，可选择胶囊内镜检查；对于出血量大的患者，在保证其生命体征稳定的基础上，可选择介入血管造影。

5. 治疗措施

根据出血的原因和严重程度，治疗措施会有所不同。常见的治疗方法包括药物治疗、内镜治疗（如止血、结扎、电凝等）、介入治疗（如介入血管栓塞术）和手术治疗等。

6. 追踪和复诊

针对消化道出血患者，追踪和复诊是非常重要的。医生会定期检查患者的病情、血液指标和内镜检查结果，根据需要进一步调整治疗方案。需要注意的是，消化道出血的诊治流程会因个体差异、病情严重程度和医疗资源可用性而有所不同。对消化道出血患者而言，及时寻求专业医生的帮助是非常重要的。

三、适应证与禁忌证

1. 适应证

（1）溃疡、血管畸形、憩室等引起的急性上消化道出血内镜治疗失败或治疗后再出血。

（2）难以明确出血位置的急性消化道大出血，如小肠出血等。

（3）外科术后或创伤相关消化道出血。

（4）消化道肿瘤急性出血。

（5）合并基础疾病、无法耐受麻醉及外科手术的消化道出血。

2. 禁忌证

（1）通路血管存在严重病变，如腹主动脉瘤及夹层、腹腔干血管斑块并严重狭窄等。

（2）碘造影剂过敏。

（3）合并急性穿孔。

四、消化道出血介入治疗方法

1. 术前准备

（1）完善术前胃镜检查，明确出血性质及部位。

（2）完善腹部增强 CT 检查，评估通路血管情况，排除消化道穿孔。

（3）多学科团队协作，急性消化道出血合并失血性休克的治疗需要麻醉、重症、影像及护理团队参与，为患者提供生命支持。

2. 栓塞材料

目前临床常用的栓塞材料包括弹簧圈、明胶海绵、聚乙烯醇栓塞颗粒、氰基丙烯酸正丁酯和乙烯 – 乙烯醇聚合物。每种栓塞材料的特点及用途如下。

弹簧圈能有效阻断靶血管血流，可单独或联合其他液体栓塞材料使用。弹簧圈的优点包括输送、释放部位精确，可避免栓塞剂飘溢导致的误栓，能保留栓塞远端微血管供血，减少组织器官缺血坏死风险。缺点是依赖患者相对正常的凝血功能以实现栓塞。研究发现介入治疗中仅使用弹簧圈栓塞止血是消化道再出血的独立危险因素。同时，消化道出血多为溃疡伴黏膜下血管破裂，其为胃肠道边缘血管弓供血，交通支较多，血供丰富，单纯栓塞弓外主干无法达到止血目的。

明胶海绵价格低廉，是可吸收的栓塞材料，靶血管在栓塞2~3周后可恢复血供，肠道缺血的风险较低，但再出血风险略高于弹簧圈。胃肠道出血栓塞中，明胶海绵所形成血栓为红色血栓，术后5~7天，受肠道蠕动、血压恢复、血液灌注增加、局部组织水肿消退及溃疡处裸露血管断端的消化液腐蚀等因素影响，栓子极易脱落导致再次出血。一项纳入了57例十二指肠溃疡出血患者以比较不同栓塞材料疗效的研究显示，单独使用聚乙烯醇栓塞颗粒或明胶海绵栓塞后，患者消化道再出血率较高。

氰基丙烯酸正丁酯和乙烯 – 乙烯醇聚合物均是液体栓塞剂。氰基丙烯酸正丁酯是一种黏合剂，其与血液接触时会聚合成固体形式。它通常与碘乙醇以 1∶3 或 1∶2 的浓度混合，这取决于所需的黏度。密度大的混合物可用于高流速，而稀释的混合物可更好地渗透到病灶中，但回流的机会更大。乙烯 – 乙烯醇聚合物在注射时间和间歇性血管造影控制方面优于氰基丙烯酸正丁酯。与前述的其他栓塞材料相比，液体栓塞剂出现异位栓塞并导致肠缺血坏死的风险更大，对术者栓塞操作要求更高。需要多支血管栓塞时，液体栓塞剂的操作难度增加，治疗费用也随之增加。

笔者经多年经验总结，提出明胶海绵 / 弹簧圈—聚乙烯醇栓塞颗粒—明胶海绵 / 弹簧圈交替使用的"三明治"栓塞方式。该方式根据不同栓塞材料的栓塞特性，多种栓塞材料结合使用，从而达到良好的栓塞效果，同时减少术后并发症的发生。

3. 介入栓塞止血手术操作

（1）血管通路建立：一般选择股动脉入路，也可以选择桡动脉入路。

Seldinger 技术：股动脉穿刺点选择在腹股沟中点下方1~3 cm 动脉搏动最明显处。皮下脂肪少者，穿刺点宜偏下；皮下脂肪多者，穿刺点可偏上，以动脉穿刺内口不高出腹股沟韧带为准。注意点：①使用导管鞘时，如果患者年龄较大或估计髂动脉明显扭曲，宜通过导丝交换导管，以防进导管时进入髂动脉夹层；②若导丝进入旋髂外动脉或股深动脉，可在透视下将导丝小心退至股动脉或穿刺针内，旋转导丝或改变穿刺针角度后再进导丝；③皮下脂肪较厚者，穿刺成功后，在导丝进入髂动脉之前，压在动脉上的手应维持原状，以免使针的深度发生改变。

（2）根据可疑出血部位血管造影：①介入术前完成胃肠镜及 CT 血管造影（CT angiography，CTA）检查，明确出血部位及性质，减少术中血管造影的时间及造影剂的使用。介入术前胃镜检查明确出血部位可指导血管造影。针对血管造影呈阴性表现的患者，可依据钛夹标记辅助定位责任血管及后续介入治疗。消化道出血患者的血管造影阳性征象分为直接征象和间接征象，直接征象为造影剂溢出血管进入肠腔，间接征象包括假性动脉瘤、血管畸形、动静脉瘘、新生肿瘤病理血管、小动脉扩张增多等。②血管造影包括腹主动脉、腹腔干、肠系膜上动脉、肠系膜下动脉、髂内动脉及其分支血管。经鞘管置入肝总动脉导管（RH 导管）、胃左动脉导管（RLG 导管）及眼镜蛇导管（Cobra 导管）等，主动脉弓或肾动脉塑形后超选进入靶器官血管主干造影。根据不同血管的解剖特点，肝总动脉推荐使用 RH 导管，胃左动脉及脾动脉推荐使用 RLG 导管。腹腔干变异较多，必要时腹主动脉造影明确。肠系膜上及下动脉可使用 RLG 导管及 Cobra 导管。髂内动脉使用超滑导丝引导 Cobra 导管。③责任血管的超选：针对出血量较大的患者，主干血管造影时造影剂可溢出血管进入肠腔（图 2-1）或在分支血管末梢见云雾状血液弥散影像（图 2-2），从而确定出血病灶。针对细支血管出血或黏膜下出血，根据出血部位的解剖位置，采用微导管配合微导丝超选至 2 级分支血管，抵近高压注射造影可大幅提高阳性诊断率（图 2-3、图 2-4），必要时可辅助使用 CO_2 高压注射造影，特别是小肠出血。相较于碘造影剂，CO_2 气体在肠黏膜的弥散性优势有助于发现细小的黏膜下出血。④"三明治"栓塞处置：高压注射造影明确出血责任血管后，超选至边缘血管内，在射线监视下根据血流情况缓慢推注明胶海绵颗粒，使血流将栓塞剂带至末梢（注意：不是推注冲击），逐步栓塞毛细血管网及交通支。针对血管断端性出血，明胶海绵具有膨胀性可在黏膜创面形成暂时性血栓封堵。远端造影剂沉积后，延时 30 秒推注造影剂造影，此时可发现责任血管血流减缓，无明显出血征象。推注盐水冲洗微导管后，缓慢推注聚乙烯醇栓塞颗粒，使责任血管永久栓塞。待其栓塞完全后，血管内白色血栓形成，推注盐水将其压实，其间注意栓

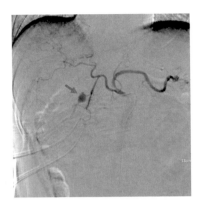

图 2-1 十二指肠降段出血：腹腔干造影，见胰十二指肠上前动脉分支血管出血，肠腔有血液聚集

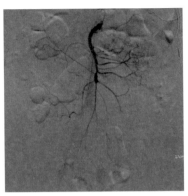

图 2-2 空肠起始段出血：肠系膜上动脉造影，见上段空肠支末梢云雾状血液弥散影像

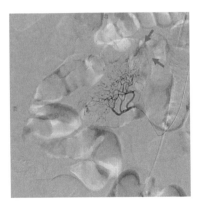

图 2-3 升结肠出血：回结肠血管造影，见末梢出血，云雾状表现

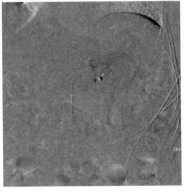

图 2-4 胃体小弯出血：胃左动脉末梢抵近造影，见云雾状血液弥散影像，术中可见胃镜下放置的止血夹影

塞剂的用量及推注速度，避免误栓。略微回退微导管至上一级血管弓，再次高压注射造影观察栓塞效果，如有出血征象，继续加量栓塞；如无出血，再次缓慢推注明胶海绵颗粒，使其被血流带至相邻末梢血管栓塞，避免术后灌注恢复侧支循环供血出血。栓塞完成后，将微导管推至近端主干，再次高压注射造影，明确栓塞情况及范围。注意：栓塞范围不应超过 3 支肠管边缘血管（责任供血肠管范围不应超过 5 cm），可有效避免术后肠坏死及穿孔。针对较大主干动脉或交通支血管桥部出血，可将微导管超选至对侧血管并放置弹簧圈辅助，在出血部位使用聚乙烯醇栓塞颗粒永久栓塞，在近端血管放置弹簧圈或用明胶海绵辅助。

（3）"三明治"栓塞的优势：超选栓塞更为精准，范围小，可有效避免术后肠缺血坏死及穿孔。红白色血栓形成纺锤状，更利于血管内栓子的稳定，聚乙烯醇栓塞颗粒形成的永久栓子位于病变血管中段，前后均有明胶海绵软栓子保护，不直接接触肠腔，不易被肠液腐蚀。此外，"三明治"栓塞不易随胃肠道蠕动滑脱。近心端明胶海绵栓塞可减少侧支出血，同时减缓供血压力，避免灌注再通。患者病情稳定后，明胶海绵降解，不影响局部血供。

五、总结

（1）消化道出血多由溃疡、肿瘤破裂、血管畸形等导致，出血部位在血管网的末梢，局部组织存在炎性水肿，主干造影时可能存在影像学阴性，因此建议术中超选至 2 级动脉分支高压注射造影。

（2）根据胃肠道的解剖特点，局部供血除主要供血支和边缘血管网外，可存在肠壁间纵行交通支，因此术中应超选至边缘血管，利用血流将栓塞剂带至末梢，从而达到止血目的。根据笔者经验，胃肠道栓塞范围不应超过 3 支肠道边缘血管，栓塞后缺血肠管长度不应超过 5 cm，可有效避免术后肠坏死及穿孔。责任血管超选是胃肠道出血介入治疗有效性及安全性的关键。

（3）如果造影下显示交通支桥部血管病变出血，可采用明胶海绵 / 弹簧圈—聚乙烯醇栓塞颗粒—明胶海绵 / 弹簧圈交替使用的"三明治"栓塞止血，能有效预防术后侧支血管反向供血导致的出血及栓子滑脱移位出血。

（4）CO_2 高压注射造影可提高小肠出血的诊断率。

六、典型病例

病例（一）

患者，女，77 岁，因"确诊十二指肠壶腹部恶性肿瘤 1 年余"入院。1 年多以前，患者无明显诱因出现纳差、黄疸。胃镜提示：十二指肠乳头肿大明显，大小约 3.5 cm × 1.0 cm × 1.0 cm，乳头开口处溃烂明显，表覆白苔（图 2-5）。活检提示：十二指肠乳头腺癌。

CT 提示：胆总管十二指肠壁内段增多软组织影，累及

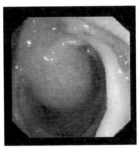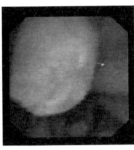

图 2-5　胃镜下见十二指肠乳头肿瘤

十二指肠大乳头，与十二指肠肠壁及胰头分界不清，考虑壶腹癌可能性大，伴上游胆管明显梗阻扩张（图 2-6—图 2-8）。

诊断：十二指肠壶腹部恶性肿瘤伴梗阻。

患者于 2021 年 11 月 17 日接受经内镜逆行胰胆管造影（endoscopic retrograde cholangiopancreatography，ERCP）+十二指肠乳头切开 + 胆道金属支架置入术。

患者于 2023 年 3 月 16 日突发呕血 400 mL，呈咖啡色与鲜血混合，考虑为乳头切开处出血，尝试内镜下止血失败，故急诊行局麻 DSA 引导下经导管胰十二指肠上前动脉栓塞术。介入栓塞后患者出血停止，3 天后进食，后转全身化疗及支持治疗。

术中用药：明胶海绵混悬液 1 mL（图 2-9、图 2-10）。

总结：该患者确诊十二指肠乳头恶性肿瘤，高龄，拒绝手术，1 年后疾病进展致梗阻，行乳头切开并安置胆道支架，术后乳头切开处出血。考虑患者当时的病情，内镜止血失败，手术止血成功率低、风险高，故采用血管介入止血，疗效较好。

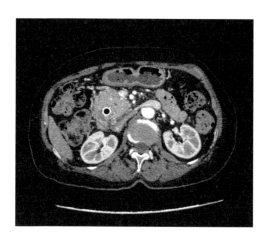

图 2-6　CT 见十二指肠降段肿瘤，胆总管内见
支架置入（横截面）

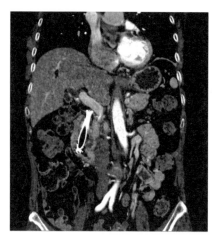

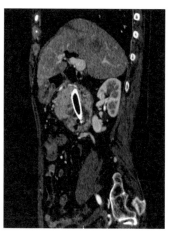

图 2-7　CT 见十二指肠降段肿瘤，胆
总管内见支架置入（冠状面）

图 2-8　CT 见十二指肠降段肿
瘤，胆总管内见支架置
入（矢状面）

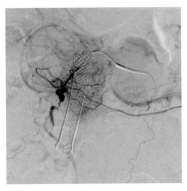 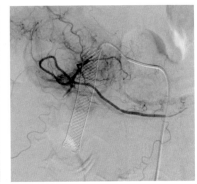

图 2-9　栓塞前抵近造影见胰十二　图 2-10　栓塞后再次造影，原出血
指肠上前动脉分支出血　　　　　　部位未见出血

病例（二）

患者，男，92 岁，因"间断黑便 3 月，呕血 1 天"入院。
3 个月前，患者无明显诱因出现黑便，未重视，后间断出现，
近一周出现乏力、食欲减退，进食后突发呕血，颜色鲜红，量
约 200 mL，伴头晕、乏力。医院急诊胃镜提示：十二指肠水平
段可见肿块，大小约 2 cm × 1 cm，表面溃疡，溃疡底部溃烂伴
血痂，考虑间质瘤伴出血。增强 CT 提示：十二指肠水平部见
肿物，大小约 3.5 cm × 3.0 cm × 3.0 cm，大部分突出于腹腔，少
部分突出于肠腔，肠腔可见血液，考虑十二指肠间质瘤伴出血
（图 2-11—图 2-13）。重要辅助检查提示：血红蛋白 70 g/L。
既往史：诊断高血压和冠状动脉粥样硬化性心脏病 20 余年，
口服降压药及阿司匹林。

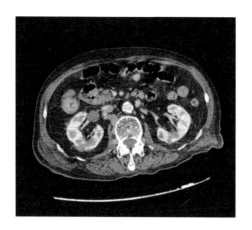

图 2-11　十二指肠水平段肿瘤伴出血（横截面）

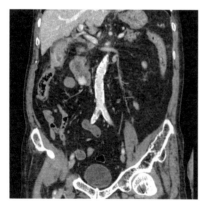

图 2-12　十二指肠水平段肿瘤伴出血（冠状面）

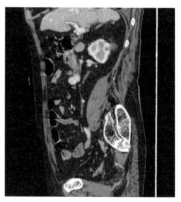

图 2-13　十二指肠水平段肿瘤伴出血（矢状面）

诊断：十二指肠间质瘤伴出血。

患者住院期间再次呕血，颜色鲜红，量约 250 mL，并出现休克症状，急诊消化内镜下止血失败。多学科团队（multidisciplinary team, MDT)讨论：患者高龄，十二指肠肿瘤伴活动性出血并休克，建议积极纠正休克，并考虑介入下止血。DSA 引导下见肿瘤供血动脉为胰十二指肠上前动脉的分支，超选后造影见肿瘤内动脉出血（图 2-14），局部注射明胶海绵悬液。再次造影见栓塞效果好，未见出血（图 2-15）。

　　总结：十二指肠水平部是解剖上比较特殊的位置，该部位的手术风险较高，术后并发症严重。该患者患有水平部的间质瘤并存在活动性上消化道出血，高龄，入院时有失血性休克，首要治疗应是纠正休克并止血。在内镜止血失败的情况下，无论是选择开放手术还是腔镜手术，患者的围手术期死亡风险均较高。此时选择介入栓塞可超选到肿瘤滋养血管，精准止血，操作创伤小，效果明确，为后期肿瘤切除手术创造一个更安全的围手术期环境。

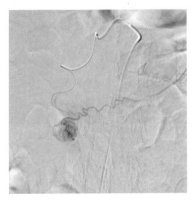 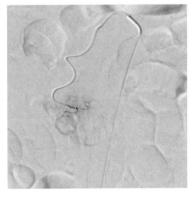

图 2-14　栓塞前，抵近造影见肿瘤　　图 2-15　栓塞后，抵近造影见肿瘤
　　　　　内部血管分支出血　　　　　　　　　　血管显影淡，未见活动出
　　　　　　　　　　　　　　　　　　　　　　　　血

病例（三）

患者，男，56 岁，因"确诊尿毒症 5 年，乏力劳累 10 天"入院。患者在内科治疗期间，突发腹胀、腹痛，伴头晕、心慌。查体提示：血压 72/40 mmHg，心率 120 次 / 分，腹部膨隆，进行性腹胀加重，血红蛋白从入院前的 102 g/L 下降到 60 g/L。腹部 CT 提示：脾胃间隙内高密度影，考虑血肿，腹腔大量液体，考虑出血（图 2-16）。

诊断：腹腔出血伴休克。

MDT 讨论后，建议 DSA 引导下寻找出血点并止血（图 2-17—图 2-19），同时腹腔穿刺引流腹腔积血。

患者止血后，血压稳定，血红蛋白未进行性下降，安置引流管，引流出血性液体约 1000 mL，而后病情稳定，继续内科治疗。

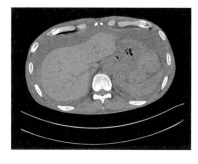 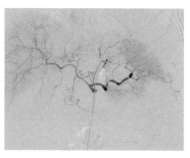

图 2-16 CT 见腹腔大量液体，考虑不凝血，脾胃间隙可见血凝块

图 2-17 腹腔干处造影见胃左动脉中末梢出血

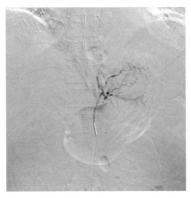 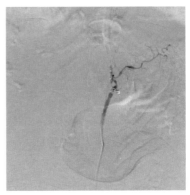

图 2-18　超选胃左动脉并抵近造影　图 2-19　胃左动脉近胃底支处放置
　　　　见胃左动脉胃底支出血　　　　　　　　弹簧圈，再次造影见出血
　　　　　　　　　　　　　　　　　　　　　　停止

总结：该患者为腹腔出血导致的失血性休克，且有基础病（尿毒症）。此类患者多存在血管动脉硬化，自发性血管破裂出血风险高。该患者在接受心力衰竭治疗时突发腹腔出血，且出血量大，选择介入栓塞可在较小创伤下止血，止血后，通过腹腔穿刺将聚集于腹腔的残血引流，以减少腹腔感染的风险。

病例（四）

患者，男，70 岁，因"呕血 1 月，再发 5 小时"入院。患者于院外确诊胰腺炎合并消化道出血，多次内镜下止血，但治疗效果不佳，此次呕血量超过 1000 mL，入院时为休克表现。第一次胃镜检查提示：十二指肠球部糜烂，内有大量坏死物流出，吸出坏死物，可见部分坏死胰腺组织，行脓肿扩大引流（图 2-20）。完善全腹部 CT 提示：急性坏死性胰腺炎，胰腺周围、小网膜囊内包裹性积液积气，腹腔散在积气积液，网膜、系膜和腹膜肿胀。胃腔、十二指肠内多发高密度积液，考虑积血可能（图 2-21—图 2-23）。积极补液，纠正休克，对症支持治疗 3 天后，患者再次出现呕血。第二次胃镜检查提示：胃内大量陈旧性血凝块，胰腺脓肿内引流术后，十二指肠球部糜烂出血，行内镜下钛夹止血（图 2-24）。

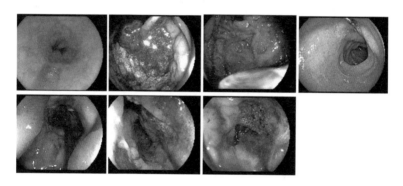

图 2-20　第一次胃镜下见十二指肠球部糜烂，周围陈旧性血块

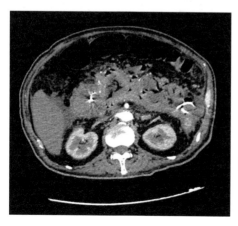

图 2-21　十二指肠球部高密度影，周围脓肿形成，胰腺十二指肠瘘（横截面）

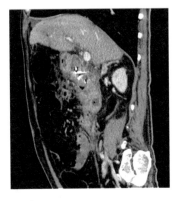 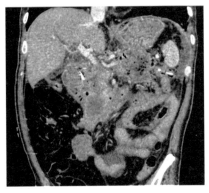

图 2-22   十二指肠球部高密度
影，周围脓肿形成，
胰腺十二指肠瘘（矢
状面）

图 2-23   十二指肠球部高密度影，周
围脓肿形成，胰腺十二指肠
瘘（冠状面）

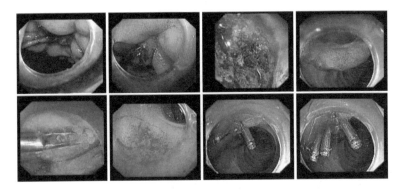

图 2-24   第二次胃镜下见胃内大量陈旧性血凝块，十二指肠球部糜烂出
血，行内镜下钛夹止血

　　诊断：①急性上消化道出血，失血性休克；②十二指肠球
部溃疡伴出血；③坏死性胰腺炎，胰腺周围脓肿；④胰腺脓肿
清创内引流后。

患者住院期间再次出现呕血，颜色鲜红，量约 1200 mL，考虑胰腺十二指肠内瘘形成伴局部大出血部。第二次胃镜下见球部组织坏死，行内镜下止血失败，MDT 讨论后选择 DSA 引导下血管栓塞。

DSA 引导下超选胰十二指肠上前动脉，造影时见造影剂在球部钛夹处外溢于肠腔，考虑胰肠瘘处腐蚀出血，使用明胶海绵混悬液栓塞动脉血管，止血成功（图 2-25、图 2-26）。而后患者积极抗感染治疗，对症支持治疗，1 个月后复查胃镜，见胰十二指肠内瘘口愈合，仅见球部溃疡，未见明显出血（图 2-27）。

总结：该患者是一例罕见的胰腺炎伴发腹腔感染，多发脓肿形成，感染腐蚀十二指肠壁形成外瘘，虽然脓液及胰液带来的腹腔感染得以缓解，但瘘口处因腐蚀而出现出血。该处出血

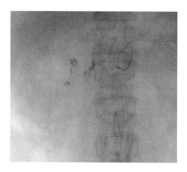

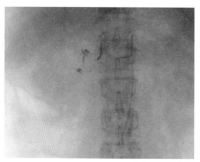

图 2-25 超选胰十二指肠上前动脉造影，见十二指肠内金属钛夹影，部分造影剂漏入肠腔

图 2-26 胰十二指肠上前动脉栓塞后，再次动脉剪影，未见造影剂外溢

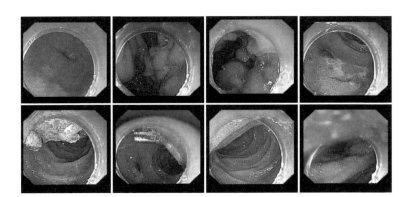

图 2-27　胰十二指肠内瘘口愈合，仅见球部溃疡，未见明显出血

因组织腐烂，内镜或手术均不可止血，介入下止血几乎成了唯一的止血手段。该病例体现了介入治疗的微创性、精准性和有效性，可见介入治疗是消化道出血的重要治疗方式之一。

病例（五）

患者，男，65 岁，因"剑突下疼痛半年，黑便伴呕血 4 天"入院，单次呕血量最多为 200 mL。

诊断：上消化道出血，胃恶性肿瘤。

根据患者的病情，于胃镜下行热凝及钛夹尼龙绳荷包缝合止血术。患者术后仍有黑便症状，间断呕血 2 次，每次量约 200 mL（图 2-28）。复查 CT 提示胃体小弯增厚，考虑肿瘤（图 2-29）。

患者住院期间再次呕血，量约 400 mL，考虑内镜止血效果不佳，遂于 DSA 引导下行经导管动脉栓塞术。术中造影见胃

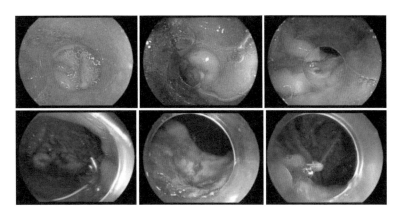

图 2-28 胃镜下止血

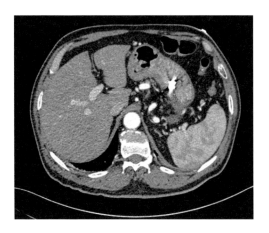

图 2-29 CT 见胃体小弯高密度金属影

左动脉胃底支周围有云雾状表现，考虑渗血。遂超选至胃左动脉胃底支，注射化疗药及载药微球，并栓塞该血管（图 2-30、图 2-31）。

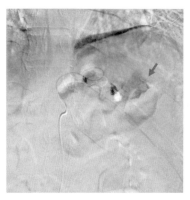 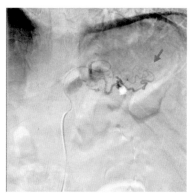

图 2-30　经微导管于胃左动脉造影，见胃左动脉胃底分支出血　　图 2-31　栓塞后再次造影，原出血部位未见出血，止血成功

术中用药：奥沙利铂 200 mg，表柔比星微球 1.5 mL，明胶海绵混悬液 10 mL。

总结：胃底周围血管丰富，胃左动脉的胃底支、胃后动脉和胃短动脉均可参与该处的血液供应。该病例行胃左血管造影时，发现胃底周围有云雾状表现，为出血的典型特征，遂超选至此血管。考虑患者的病因是胃癌，出血多为肿瘤中的末梢血管，且为了兼顾肿瘤治疗，采用了载药微球栓塞远端毛细血管，同时再用明胶海绵混悬液栓塞较大滋养动脉，止血效果立竿见影。

（谢辉　闵江）

参考文献

[1] Moss A J, Tuffaha H, Malik A. Lower GI bleeding: a review of current management, controversies and advances [J]. Int J Colorectal Dis, 2016, 31（2）: 175-188.

[2] Karim V. The practice of interventional radiology, with online cases and video [M]. Philadelphia: Saunders, 2012.

[3] Quiroga Gómez S, Pérez Lafuente M, Abu-Suboh Abadia M, et al. Gastrointestinal bleeding: the role of radiology [J]. Radiologia, 2011, 53（5）: 406-420.

[4] Laing C J, Tobias T, Rosenblum D I, et al. Acute gastrointestinal bleeding: emerging role of multidetector CT angiography and review of current imaging techniques [J]. Radiographics, 2007, 27（4）: 1055-1070.

[5] Mullady D K, Wang A Y, Waschke K A. AGA clinical practice update on endoscopic therapies for non-variceal upper gastrointestinal bleeding: expert review [J]. Gastroenterology, 2020, 159（3）: 1120-1128.

[6] Silverstein F E, Graham D Y, Senior J R, et al. Misoprostol reduces serious gastrointestinal complications in patients with rheumatoid arthritis receiving nonsteroidal anti-inflammatory drugs. A randomized, double-blind, placebo-controlled trial [J]. Ann Intern Med, 1995, 123（4）: 241-249.

［7］ van Leerdam M E. Epidemiology of acute upper gastrointestinal bleeding ［J］. Best Pract Res Clin Gastroenterol, 2008, 22（2）: 209-224.

［8］ Manning-Dimmitt L L, Dimmitt S G, Wilson G R. Diagnosis of gastrointestinal bleeding in adults ［J］. Am Fam Physician, 2005, 71（7）: 1339-1346.

［9］ Llach J, Elizalde J I, Guevara M C, et al. Endoscopic injection therapy in bleeding Mallory-Weiss syndrome: a randomized controlled trial ［J］. Gastrointest Endosc, 2001, 54（6）: 679-681.

［10］ Laine L, Yang H, Chang S C, et al. Trends for incidence of hospitalization and death due to GI complications in the United States from 2001 to 2009 ［J］. Am J Gastroenterol, 2012, 107（8）: 1190-5, quiz 1196.

［11］ Nanavati S M. What if endoscopic hemostasis fails? Alternative treatment strategies: interventional radiology ［J］. Gastroenterol Clin North Am, 2014, 43（4）: 739-752.

［12］ Lundgren J A, Matsushima K, Lynch F C, et al. Angiographic embolization of nonvariceal upper gastrointestinal bleeding: predictors of clinical failure ［J］. J Trauma, 2011, 70（5）: 1208-1212.

［13］ Loffroy R, Rao P, Ota S, et al. Embolization of acute nonvariceal upper gastrointestinal hemorrhage resistant to endoscopic treatment: results and predictors of recurrent bleeding ［J］. Cardiovasc Intervent Radiol,

2010, 33（6）: 1088-1100.

[14] Loffroy R, Favelier S, Pottecher P, et al. Transcatheter arterial embolization for acute nonvariceal upper gastrointestinal bleeding: indications, techniques and outcomes [J]. Diagn Interv Imaging, 2015, 96（7-8）: 731-744.

[15] d'Othée BJ, Surapaneni P, Rabkin D, et al. Microcoil embolization for acute lower gastrointestinal bleeding[J]. Cardiovasc Intervent Radiol, 2006, 29（1）: 49-58.

[16] Kickuth R, Rattunde H, Gschossmann J, et al. Acute lower gastrointestinal hemorrhage: minimally invasive management with microcatheter embolization [J]. J Vasc Interv Radiol, 2008, 19（9）: 1289-1296.

[17] Maleux G, Roeflaer F, Heye S, et al. Long-term outcome of transcatheter embolotherapy for acute lower gastrointestinal hemorrhage [J]. Am J Gastroenterol, 2009, 104（8）: 2042-2046.

[18] Götz M, Anders M, Biecker E, et al. S2k guideline gastrointestinal bleeding-guideline of the German Society of Gastroenterology DGVS [J]. Z Gastroenterol, 2017, 55（9）: 883-936.

[19] Kuo W T, Lee D E, Saad W E, et al. Superselective microcoil embolization for the treatment of lower gastrointestinal hemorrhage [J]. J Vasc Interv Radiol, 2003, 14（12）: 1503-1509.

[20] Augustin A M, Fluck F, Bley T, et al. Endovascular

therapy of gastrointestinal bleeding [J] . Rofo, 2019, 191 (12): 1073–1082.

[21]　Strate L L, Gralnek I M. ACG clinical guideline: management of patients with acute lower gastrointestinal bleeding [J] . Am J Gastroenterol, 2016, 111 (4): 459–474.

[22]　Mensel B, Kühn J P, Kraft M, et al. Selective microcoil embolization of arterial gastrointestinal bleeding in the acute situation: outcome, complications, and factors affecting treatment success [J] . Eur J Gastroenterol Hepatol, 2012, 24 (2): 155–163.

[23]　杨丽. 急性上消化道大出血介入治疗现状 [J] . 四川大学学报（医学版）, 2022, 53 (3): 361–366.

[24]　Musmar B, Adeeb N, Ansari J, et al. Endovascular management of hemorrhagic stroke [J] . Biomedicines, 2022, 10 (1): 100.

第三章 胃癌与血管介入

一、概述

胃癌来源于胃黏膜上皮，是常见的恶性肿瘤之一。据 2020 年全球肿瘤数据统计，包括中国在内的东亚地区是全球肿瘤最高发地区。据中国癌症中心统计数据，2020 年我国胃癌新发病例 47.9 万，胃癌相关死亡病例 37.4 万。我国每年胃癌新发及死亡病例占全球的 40% 以上，是名副其实的胃癌大国。此外，我国胃癌患者临床确诊时，约 70% 处于Ⅲ—Ⅳ期，即中晚期，治疗效果差，远期生存率低。

目前，胃癌的治疗方式包括内镜局部切除、手术根治术、化学治疗、靶向治疗和免疫治疗。针对不同的分期，采用单个或多个治疗方式联合。胃癌的血管介入治疗是将介入下的血管栓塞与局部灌注化疗相结合的一种治疗手段，目前还处于临床研究阶段，并没有作为指南推荐的治疗方式，但通过国内多个中心发表的数据来看，其在部分患者中治疗效果显著，本章主要介绍的是笔者团队在这个领域的初步探索。

二、胃癌血管介入治疗

　　胃癌血管介入治疗的历史可以追溯到 20 世纪 80 年代。1982 年，日本学者首先报道了采用经皮肝动脉栓塞术治疗胃癌肝转移的病例，开创了胃癌血管介入治疗的先河。过去的几十年中，随着介入技术和介入器材的不断进步和发展，血管介入治疗已经成为胃癌治疗的新手段之一。

　　胃癌血管介入治疗是一种局部治疗联合全身治疗的方法，其特点是创伤小，操作简便，部位准确，可使一些无法直接手术、不能耐受手术的患者得到治疗。和传统的全身静脉化疗相比，胃癌血管介入治疗的疗效更好、起效更快，不增加相关风险，费用不高。胃癌血管介入治疗主要包括经导管胃动脉灌注化疗、经导管胃动脉栓塞及经导管胃动脉化疗栓塞。

　　经导管胃动脉灌注化疗是指在 DSA 引导下，将导管引入胃癌供血动脉，通过导管注入化疗药物。其主要优势包括：对胃癌靶动脉直接给药，肿瘤局部血药浓度高，对肿瘤局部重复打击，肿瘤杀伤能力强。经导管胃动脉栓塞是指在 DSA 引导下，将导管直接置于胃癌供血动脉，注射碘油、栓塞微球等栓塞材料阻断肿瘤供血，使肿瘤组织缺血缺氧坏死，瘤体缩小甚至消退，从而控制肿瘤进展。经导管胃动脉化疗栓塞是集动脉灌注化疗和动脉栓塞的优势于一身，栓塞材料加载化疗药物后，二者相辅相成，达到更强的杀伤肿瘤作用。

三、技术要点

（1）选择合适的介入途径：临床血管介入可选择经动脉介入和经静脉介入两种途径进行。胃癌及其转移病灶主要的供血来源于动脉系统，临床上采用经股动脉的穿刺途径，将药物或栓塞剂注入肿瘤部位，以达到治疗目的。

（2）辨认正常与变异的胃动脉：只有辨认清楚胃的动脉系统，特别是识别变异的胃动脉，寻找分支血管的开口部位及方向，才能进一步超选肿瘤滋养动脉，完成血管插管，行灌注化疗和栓塞。

（3）选择合适的药物及栓塞剂：胃癌血管介入治疗的药物及栓塞剂应根据患者的病情、肿瘤的类型和大小等因素进行选择。常用的化疗药物包括铂类化疗药物、紫杉醇和氟尿嘧啶等，常用的栓塞剂包括明胶海绵、碘油及微球等。

（4）控制药物或栓塞剂的剂量和释放速度：药物或栓塞剂的剂量应根据患者的耐受性和治疗效果进行调整，总剂量不超过全身化疗量，常可达到最佳治疗效果。操作时，药物和栓塞剂的释放应该尽量缓慢，特别是栓塞剂，一般缓慢推注约10分钟，使其在肿瘤内缓慢沉积，避免反流至其他血管造成误栓。

（5）注意介入治疗的并发症：胃癌血管介入治疗可能会引起一些并发症，如胃穿孔、感染、血栓形成及异位栓塞等，应注意预防和及时处理。

（6）联合其他治疗方法：胃癌血管介入治疗可与靶向治疗、免疫治疗等其他治疗方法联合使用，以提高治疗效果。

总之，胃癌血管介入技术是一种偏复杂的治疗方法，需要经过正规培训取得资质的医生进行操作，治疗过程中应注意细节，以确保治疗的安全性和有效性。

四、胃的动脉系统

胃主要由腹腔干发出的胃左动脉、脾动脉及肝总动脉供给血运，进一步可分为胃左动脉、胃右动脉、胃网膜右动脉、胃网膜左动脉、胃后动脉及胃短动脉。胃的动脉系统多数按正常起源分布，然而发生变异的亦不少。熟悉并准确地辨认正常与变异的胃动脉，对胃癌的动脉介入治疗至关重要。胃癌的血管介入常规是超选胃左动脉或胃右动脉，出现网膜转移时需要超选胃网膜右动脉，残胃癌介入时需要超选胃后动脉或胃短动脉。

胃左动脉：一般起自腹腔干，2.5%~7.5% 起自腹主动脉，5%~15% 胃左动脉发出副左肝动脉，胃左动脉发出后，向左上方行于胃胰韧带的较深处，在贲门的稍下方发出食管支并弯向左下方靠近胃小弯，在肝胃韧带两层之间下行，从左向右沿途发出胃前、后壁支各 4~6 条，其终末支与胃右动脉相吻合。

胃右动脉：一般起自肝固有动脉，也有起自肝总动脉、左肝动脉或胃十二指肠动脉，胃右动脉缺如者占 10% 左右，约 1.4% 有副胃右动脉。胃右动脉行走至幽门上缘转向左，在肝胃韧带中沿胃小弯从左向右沿途分支至胃前、后壁，与胃左动脉吻合，形成小弯侧动脉弓。

胃网膜右动脉：是胃十二指肠动脉的主要终末支，在大网膜前后两层之间沿胃大弯向左走行，沿途发出多数小支至胃前后壁及大网膜，其终末支多与胃网膜左动脉相吻合，形成胃大弯侧动脉弓。

胃后动脉：起自脾动脉或其上极支，大多1~2条，上行于网膜囊后壁腹膜后方，经胃膈韧带至胃底，分布于胃体后壁的上部。

胃短动脉：起自脾动脉主干或其分支，少数起自胃网膜左动脉，一般有4~6条，经胃脾韧带分布于胃底部的外侧，胃底部内侧由左膈下动脉的胃底支供应。

五、辨认正常与变异的胃动脉

胃癌血管介入技术的关键是将导管引入胃癌供血动脉。胃是运动器官，其变异较多、血管相对较细、角度较大，故超选胃癌的供血动脉有一定的难度，精准的胃癌介入需要不断的学习和总结。我们常规在腹腔干处造影，定位肿瘤的滋养血管，一般来说，胃左动脉或胃右动脉居多，再超选到该滋养血管进行治疗。DSA剪影中常发现一些较为特殊的血管变异，这对超选提出了更高的挑战。

正常与变异的胃左动脉举例如下。

（1）胃左动脉起自腹腔干根部远端1 cm处（最常见）（图

3-1、图 3-2）。

（2）胃左动脉起自腹腔干根部起始处（难以超选）（图 3-3、图 3-4）。

（3）胃左、胃右、网膜右动脉共干（图 3-5）。

（4）胃左、左肝动脉共干（图 3-6、图 3-7）。

（5）胃右、左肝动脉共干，右肝动脉单独发起于腹主动脉（图 3-8、图 3-9）。

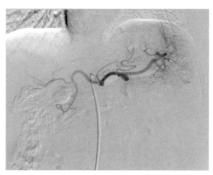 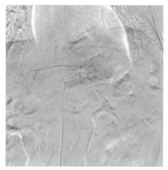

图 3-1　胃左动脉发起于腹腔干根部远　图 3-2　胃左动脉导管直接拉
　　　　端 1 cm 处　　　　　　　　　　　　　　入胃左动脉

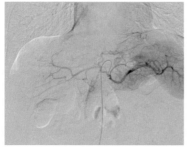 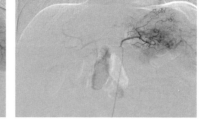

图 3-3　胃左动脉发起于腹腔干根　图 3-4　胃左动脉发起于腹腔干根
　　　　部起始处（一）　　　　　　　　　　部起始处（二）

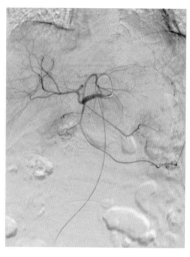 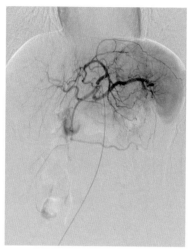

图 3-5　胃左、胃右、网膜右动脉　图 3-6　胃左、左肝动脉共干（一）
　　　　共同发起于肝总动脉

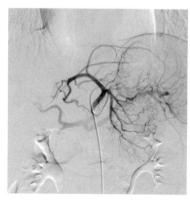 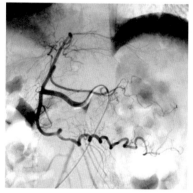

图 3-7　胃左、左肝动脉共干（二）　图 3-8　胃右、左肝动脉共干

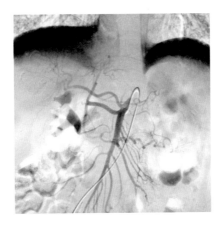

图 3-9　右肝动脉单独发起于腹主动脉

六、适应证

胃癌血管介入治疗目前处于临床研究阶段，已开展的治疗内容如下。

（1）可切除 T3 以上伴区域淋巴结阳性的局部进展期胃癌的新辅助治疗：根据相关指南，T3 以上伴区域淋巴结阳性的局部进展期胃癌建议行新辅助治疗。尽管新辅助治疗提高了此类胃癌的根治率，改善了预后，但患者 5 年生存率仍然不超过50%。中国人民解放军东部战区总医院的李国立教授开展了一项对比经动脉给药化疗与全身化疗在胃癌新辅助治疗中的疗效研究，重庆医科大学附属第一医院的张伟教授开展了一项对比经动脉化疗栓塞与传统的全身静脉化疗在胃癌新辅助治疗中的疗效与安全研究。这两项研究都是以 T3 以上伴区域淋巴结阳性的局部进展期胃癌为研究对象。

（2）不可切除局部晚期胃癌的转化治疗：胃癌局部明显浸润后，无法或难以达到根治性切除，需要采取转化治疗使肿瘤降级，此时可行胃癌血管介入治疗。

（3）胃癌合并梗阻的治疗：对于胃癌合并入口处贲门梗阻、出口处幽门梗阻，血管介入治疗可使肿瘤组织快速消退，缓解梗阻症状，也可使部分完全梗阻患者在短时间内再通。对于不可切除合并梗阻患者，应避免姑息性的胃空肠吻合手术。

（4）胃癌合并出血的治疗：对于胃癌合并胃癌破裂出血、胃癌转移灶出血、胃癌术后出血，血管介入治疗具有独特的优势。治疗时，先通过选择性或超选择性动脉造影明确出血位置，再选用合适的栓塞材料进行封堵，可迅速、高效地完成止血。

（5）不能或不愿接受手术者的治疗：进展期胃癌患者由于其他原因（如高龄、基础疾病、营养不良等）不能或不愿接受手术的，可行血管介入治疗。

（6）胃癌术后复发转移者的治疗：胃癌术后复发转移主要包括吻合口复发、术区复发及同时期或异时期的转移灶。对于复发和转移的肿瘤，我们一般选择在腹腔干或肠系膜上、下动脉造影，寻找并超选肿瘤滋养动脉，行相关治疗。

七、禁忌证

（1）肿瘤诊断不明确或肿瘤合并穿孔。

（2）碘造影剂过敏。

（3）有严重的出血倾向，凝血异常。血管介入是侵入性操作，如果患者有严重的出血倾向及凝血异常（如血友病），禁止行血管侵入性操作。

（4）严重腹水，恶病质，预后＜3个月。此类患者不宜行过多的侵入性操作，应以对症支持治疗及临终关怀为主。

（5）严重的心、肺、肝、肾功能不全，近期有急性心肌梗死，心力衰竭，严重心律失常。此类患者一般情况差，围手术期相关风险大，不宜行介入治疗。

八、相关不良事件及处理

1. 动脉穿刺相关

（1）穿刺点血肿：是最常见的并发症，多由反复、多次穿刺损伤血管或穿刺后压迫不当所致。小的血肿表现为穿刺部位周围的局部皮下瘀血，可仅局限在穿刺点周围；较大的血肿向下可分布至大腿中上部内侧，轻者可影响行走，严重者可引起休克危及生命。因此，术中应注意尽量减少反复、多次穿刺，插管时遇阻力应后退，旋转调整导管的方向再缓慢插入，还应注意穿刺后妥善压迫止血，术后穿刺点的有效压迫及固定是避免此并发症的关键。

（2）假性动脉瘤：多由穿刺技术不规范、动脉鞘型号太大等引起，一旦出现需要加压包扎。

（3）动静脉瘘：可采取保守治疗（如穿弹力袜），严重者需要手术或介入干预。

（4）腹膜后血肿：由穿刺点过高引起，可出现大出血并导致休克。

2. 导管插管相关

（1）血栓形成：一般由插管操作不当致血管壁损伤引起，应以预防为主，术中多用肝素水冲管，术后进行预防性抗凝治疗。

（2）动脉夹层：多由操作不当引起，需要及时发现并及时终止操作。多数动脉夹层术后不需要特殊处理，给予抗凝治疗即可，严重者需要手术干预。

（3）血管破裂：容易出现于末梢小血管，通常由操作不当或造影时压力过高引起，一般终止操作后不需要特殊处理。

3. 动脉栓塞相关

（1）胃穿孔：相关因素包括肿瘤的病灶大小及病理类型、栓塞剂的剂量及推注速度。范围大的溃疡型病灶在介入治疗后容易出现穿孔，栓塞剂的剂量过大、推注过快容易导致穿孔。

（2）发热：血管介入后肿瘤组织缺血坏死，坏死组织被吸收可能引起发热反应。

（3）其他部位误栓：包括肺栓塞、心包栓塞、椎动脉栓塞等。

4. 化疗药物相关

（1）恶心、呕吐、腹痛等消化道反应：化疗药物杀死癌细胞的同时也会损伤人体正常细胞，故患者常出现消化道反应，尤其是口服给药的患者，往往需要使用止吐药、制酸药对症治疗。

（2）血液学毒性：化疗药物可能损伤血液中的白细胞和血小板，导致其数量下降，引起骨髓抑制现象，通常在停止化疗一段时间后逐渐恢复。如果患者白细胞计数下降非常严重，需要暂停化疗，改善骨髓抑制，配合抗感染、升白细胞、预防出血及升血小板等对症治疗。

（3）心肝肾功能损伤：长期使用化疗药物可出现心肝肾功能减退。

（4）过敏反应：少部分过敏体质患者可能出现过敏反应，如奥沙利铂过敏。严重的药物性过敏可导致休克。

九、化疗药物的选择

（1）铂类化疗药物：常用的为奥沙利铂，是消化道肿瘤最常用的化疗药物，也可应用于血管介入治疗，常采用 SOX 化疗方案，按体表面积计算用量，130 mg/m^2。

（2）紫杉醇：紫杉醇为细胞毒类抗肿瘤药，不含可导致过敏反应的助溶剂，故给药前无须预处理。一般应用于联合化疗失败的转移性胃癌，可单用，按 180~260 mg/m^2 给药；也可联合应用，按 135~175 mg/m^2 给药。

（3）伊立替康：是拓扑异构酶 I 抑制剂，可特异性抑制 DNA 合成，导致肿瘤细胞死亡，可应用于胃癌血管介入治疗。伊立替康带有负电荷，可联合带正电荷微球，形成载药的微球颗粒，通过 TACE 手术，到达病灶处，一边栓塞肿瘤血管，一边发挥持续性的化疗作用。

（4）表柔比星：常用剂量为 60 mg/m^2。表柔比星带有负电荷，可联合带正电荷微球，形成载药的微球颗粒。

十、注意事项

（1）术前通过胃镜、增强 CT 明确病灶的大致位置，推断肿瘤主要滋养血管，术中通过造影进一步明确。

（2）术中尽量抵近造影，充分超选血管，找到肿瘤最主要的供血动脉，在肿瘤滋养血管处治疗。

（3）如果术中反复尝试仍无法超选肿瘤滋养血管，则不推荐行动脉栓塞，建议仅行区域性灌注化疗。

（4）胃癌血管介入治疗后评估，如考虑行外科手术，建议间隔时间为一个月左右。如果间隔时间太短，介入血管周围会有严重的炎症反应，会明显增加手术难度和手术并发症风险；间隔时间太长则不利于控制肿瘤进展。

十一、典型病例

病例（一）

患者，男，62 岁，因"间断上腹痛半年，乏力 1 月"入院。患者 1 个月前出现上腹部隐痛，偶伴反酸、嗳气、食欲减退、乏力，于当地医院就诊检查胃镜，见胃窦体交界小弯侧溃疡，大小约 3 cm × 3 cm，质硬，考虑胃恶性肿瘤。取活检提示胃腺癌。既往无特殊疾病。体格检查无阳性体征。

CT 提示：胃体小弯侧增厚，可见溃疡，增强不均匀强化，与胰腺表面分界不清，考虑恶性肿瘤可能，周围见小淋巴结影，考虑转移可能大。肝脏、后腹膜及其他器官未见转移（图 3-10—图 3-12）。

诊断：胃癌 cT4aNxM0。

通过肿瘤滋养动脉化疗栓塞，行新辅助治疗。术中先选胃左动脉，见末梢血管网排列紊乱，符合肿瘤供血特点，进一步超选至供血动脉处，使用载有紫杉醇的微球栓塞（图 3-13）。术后予以静脉注射奥沙利铂。如此两个周期。

复查 CT 提示：胃壁水肿，肿瘤明显缩小，周围有小淋巴结影，其他器官未见转移（图 3-14）。

患者介入治疗后 2 个月行腹腔镜辅助胃癌根治术。术后病理提示：送检组织经充分取材，未见肿瘤组织。胃周淋巴结 33

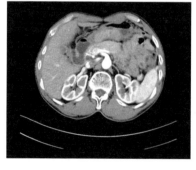 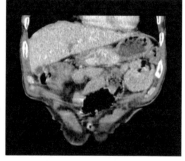

图 3-10　肿瘤位于胃体小弯侧（横　图 3-11　肿瘤位于胃体小弯侧（冠
　　　　　截面）　　　　　　　　　　　　　状面）

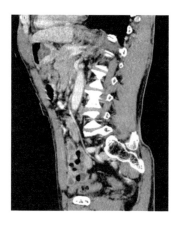

图 3-12　肿瘤位于胃体小弯侧
（矢状面）

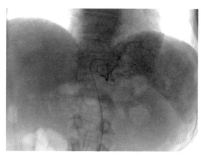

图 3-13　胃左动脉超选，见肿瘤主要
供血动脉是胃左动脉分支

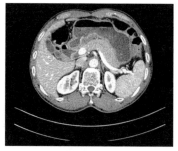

图 3-14　CT 动脉期见胃窦处肿
瘤明显缩小，胃壁黏膜
稍强化

个，均未见癌组织。

术后分期：ypT0N0M0。

病例（二）

患者，男，56 岁，因"间断上腹隐痛半年"入院。患者半年前出现上腹部隐痛，偶伴反酸、嗳气，于当地医院就诊检查胃镜，见胃角后壁溃疡，大小约 4 cm×3 cm，质硬，考虑胃恶性肿瘤。取活检提示胃腺癌。既往无特殊疾病。体格检查无阳性体征。

CT 提示：胃角胃窦变形增厚，可见溃疡，增强不均匀强化，浆膜面不光滑，考虑恶性肿瘤可能，周围见小淋巴结影，考虑转移可能大。肝脏、后腹膜及其他器官未见转移（图 3-15—图 3-17）。

诊断：胃癌 cT4aNxM0。

行肿瘤动脉化疗栓塞。术中 DSA 造影见肿瘤主要供血动脉来源于网膜右动脉远端分支，超选网膜右动脉后再次剪影，见末梢血管网排列紊乱，符合肿瘤供血特点，使用载有紫杉醇的微球栓塞供血动脉（图 3-18）。术后予以静脉注射奥沙利铂。如此两个周期。

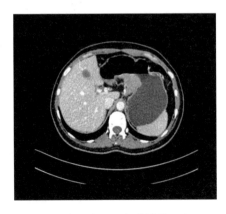

图 3-15　肿瘤位于胃角（横截面）

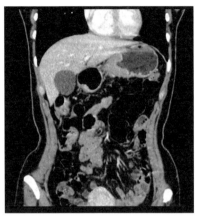 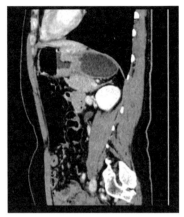

图 3-16 肿瘤位于胃角，累积胃壁一 图 3-17 肿瘤位于胃角，累积胃
　　　 圈，以后壁为主（冠状面）　　　　　　壁一圈，以后壁为主（矢
　　　　　　　　　　　　　　　　　　　　　状面）

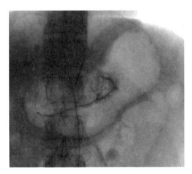 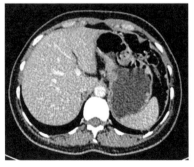

图 3-18 胃网膜右动脉超选，见 图 3-19 胃角胃窦处增厚，肿瘤明
　　　 肿瘤主要供血动脉是胃　　　　　　显缩小（横截面）
　　　 网膜右动脉分支

　　复查 CT 提示：胃壁水肿，肿瘤明显缩小，周围有小淋巴
结影，其他器官未见转移（图 3-19—图 3-21）。

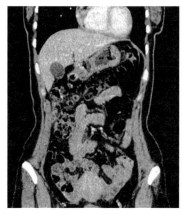 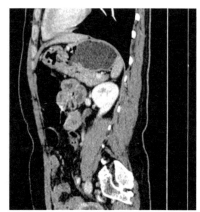

图 3-20　胃角胃窦处增厚，肿瘤　　图 3-21　胃角胃窦处增厚，肿瘤明
　　　　　明显缩小（冠状面）　　　　　　　　显缩小（矢状面）

　　患者介入治疗后 2 个月行腹腔镜辅助胃癌根治术。术后病理提示：胃癌介入治疗后，胃角胃窦处稍增厚，经充分取材，部分黏膜层可见少量腺癌组织。胃周淋巴结 35 个，均未见癌组织。

　　术后分期：ypT1aN0M0。

　　病例（三）

　　患者。女，60 岁，因"食欲减退，进食后哽咽感 3 个月"入院。患者 3 个月前出现食欲减退，进食后感饱胀，偶伴反酸、嗳气，后逐渐出现进食哽咽感，于当地医院就诊检查胃镜，见胃体上端胃壁僵硬，向上累及贲门，质硬，考虑胃恶性肿瘤。取活检提示胃腺癌。既往无特殊疾病。体格检查无阳性体征。

　　CT 提示：胃体上端变形增厚，增强后不均匀强化，浆膜面不光滑，考虑恶性肿瘤可能，周围见淋巴结影，考虑转移。肝脏、后腹膜及其他器官未见转移（图 3-22—图 3-24）。

诊断：胃癌 cT4aNxM0。

通过肿瘤动脉化疗栓塞，行新辅助治疗。术中 DSA 造影

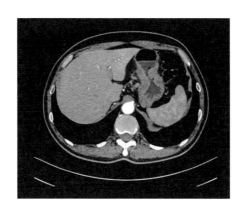

图 3-22 肿瘤位于贲门胃体，累计一圈
（横截面）

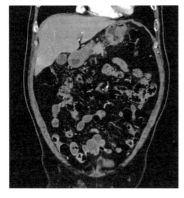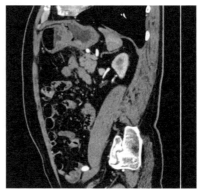

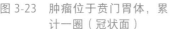

图 3-23 肿瘤位于贲门胃体，累
计一圈（冠状面）

图 3-24 肿瘤位于贲门胃体，累计一
圈（矢状面）

见肿瘤主要供血动脉来源于胃左动脉，超选胃左动脉，见末梢血管网排列紊乱，符合肿瘤供血特点，使用载有紫杉醇的微球栓塞供血动脉（图 3-25）。术后予以静脉注射奥沙利铂。如此两个周期。

复查 CT 提示：胃体上端稍增厚，肿瘤明显缩小，浆膜面不光滑，周围有小淋巴结影，其他器官未见转移（图 3-26—图3-28）。

患者介入治疗后 2 个月行腹腔镜辅助胃癌根治术。术后病理提示：胃癌介入治疗后，胃体小弯侧处稍增厚，经充分取材，未见肿瘤组织，部分胃壁纤维结缔组织增生。胃周淋巴结 32 个，均未见癌组织。

术后分期：ypT0N0M0。

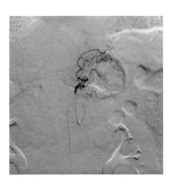 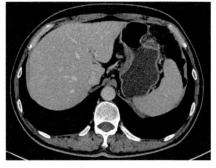

图 3-25　胃左动脉超选，见肿瘤主要供血动脉是胃左动脉分支

图 3-26　胃体上端稍增厚，肿瘤明显，部分胃壁分层水肿（横截面）

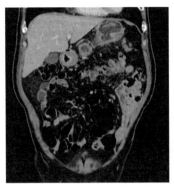 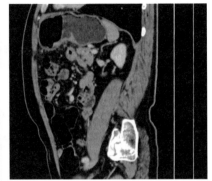

图 3-27　胃体上端稍增厚，肿　图 3-28　胃体上端稍增厚，肿瘤明显，
　　　　　瘤明显，部分胃壁分　　　　　　部分胃壁分层水肿（矢状面）
　　　　　层水肿（冠状面）

病例（四）

患者，男，65 岁，因"黑便伴乏力 1 个月"入院。患者 1
个月前出现乏力，适当活动即加重，并出现黑便，伴进食后饱
胀感，于当地医院就诊检查胃镜，见胃窦巨大溃疡，表面僵硬，
溃疡中心有脓苔，窄带成像内镜（narrow band imaging，NBI）
见黏膜上皮紊乱上，考虑胃恶性肿瘤。取活检提示胃腺癌。既
往无特殊疾病。体格检查无阳性体征（图 3-29）。

CT 提示：胃窦小弯侧增厚，表面可见溃疡，增强后不均
匀强化，浆膜面不光滑，考虑恶性肿瘤可能，周围见淋巴结影，
考虑转移。肺、肝脏、后腹膜及其他器官未见转移（图 3-30、
图 3-31）。

诊断：胃窦腺癌 cT4aNxM0。

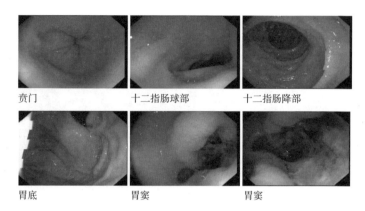

贲门　　　　　　　十二指肠球部　　　　　十二指肠降部

胃底　　　　　　　胃窦　　　　　　　　　胃窦

图 3-29　胃镜见胃窦巨大溃疡，表面脓苔

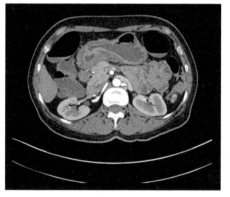 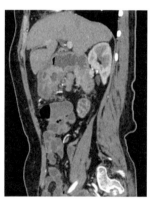

图 3-30　CT 动脉期见胃窦壁增厚，不均　图 3-31　CT 动脉期见胃窦
　　　　匀强化，表面凹凸不平，溃疡改　　　　　壁增厚，不均匀强
　　　　变（横截面）　　　　　　　　　　　　化，表面凹凸不
　　　　　　　　　　　　　　　　　　　　　　平，溃疡改变（矢
　　　　　　　　　　　　　　　　　　　　　　状面）

　　与患者沟通后，选择动脉栓塞化疗作为新辅助治疗方式，方案为载白蛋白紫杉醇微球 2 mL 栓塞动脉，并进行 SOX（奥沙利铂＋替吉奥）方案的全身化疗（图 3-32、图 3-33）。

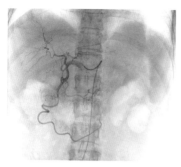 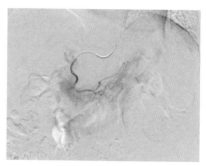

图 3-32　DSA 下肝总动脉造影，
　　　　肿瘤滋养血管为胃网膜
　　　　左动脉

图 3-33　DSA 下超选胃网膜右动脉，
　　　　见云雾状肿瘤血管影

　　2 次动脉栓塞化疗 +1 次 SOX 全身化疗后，复查全腹部
CT，结果提示胃窦肿瘤明显退缩，胃壁水肿，黏膜强化，周围
肿大淋巴结减少。余肝、肺及后腹膜未见肿大淋巴结（图 3-34）。

　　新辅助治疗后，患者行腹腔镜辅助胃癌根治术，术后恢复
顺利。术后病理提示：胃癌介入治疗后，胃体小弯侧处增厚，

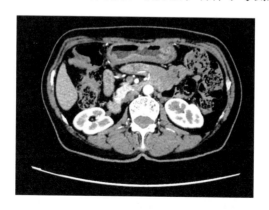

图 3-34　CT 动脉期见胃窦小弯侧肿瘤退缩，
　　　　黏膜强化，考虑炎症

经充分取材，见黏膜肌层内少量癌组织，部分胃壁纤维结缔组织增生。胃周淋巴结 37 个，均未见癌组织。

术后分期：ypT1aN0M0。

病例（五）

患者，男，67 岁，因"上腹部隐痛 1 个月"入院。患者 1 个月前出现上腹部隐痛，位于剑突下方，进食干硬食物后隐痛明显。门诊胃镜提示：小弯近贲门见一大小约 15 mm×15 mm 的不规则溃疡，较深，溃疡底部结节状不平，并覆有污秽苔，边缘不规则呈提样隆起。质检组织较脆，易出血（图 3-35）。病变处取活检，提示低分化腺癌。既往无特殊疾病。体格检查无阳性体征。

CT 提示：胃体上段近贲门处小弯侧增厚，增强后不均匀强化，浆膜面不光滑，考虑恶性肿瘤可能，周围见淋巴结影，考虑转移。肺、肝脏、后腹膜及其他器官未见转移（图 3-36）。

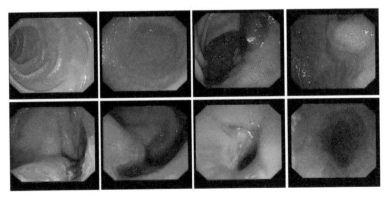

图 3-35　胃镜下见胃体小弯近贲门处不规则溃疡，溃疡底部结节状不平

诊断：胃体腺癌 cT3NxM0。

与患者完善沟通后，选择动脉栓塞化疗作为新辅助治疗方式，方案为载白蛋白紫杉醇微球 2 mL 栓塞动脉，并进行 SOX（奥沙利铂＋替吉奥）方案的全身化疗（图 3-37、图 3-38）。

2 次 TACE+1 次 SOX 全身化疗后，复查全腹部 CT，结果提示胃体小弯侧肿瘤明显退缩，周围肿大淋巴结减少。余肝、肺及后腹膜未见肿大淋巴结（图 3-39）。

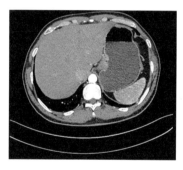

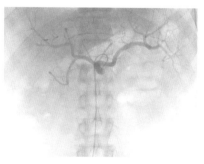

图 3-36　CT 动脉期见贲门胃底处胃壁增厚（冠状面）

图 3-37　DSA 下腹腔干造影，胃左动脉为肿瘤滋养血管

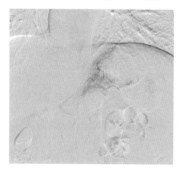

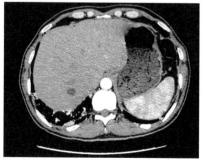

图 3-38　DSA 下超选胃左动脉，肿瘤血管呈云雾状

图 3-39　CT 动脉期见胃体贲门处肿瘤明显退缩（冠状面）

新辅助治疗后，行腹腔镜辅助全胃癌根治术。术后病理结果提示：送检胃组织经充分取材，未见癌组织。周围淋巴结 32 个，未见癌组织累及。

术后分期：ypT0N0M0。

病例（六）

患者，男，62 岁，因"上腹部胀痛 3 个月"入院。患者 3 个月前进食后出现上腹部胀痛，伴食欲下降。门诊胃镜提示：胃窦小弯侧片后壁见黏膜形态异常，结构紊乱，表面充血水肿，NBI 放大胃镜下见黏膜结构消失，考虑肿瘤性病变。病变处取活检提示胃低分化腺癌（图 3-40）。

CT 提示：胃窦小弯侧近贲门处胃壁增厚，局部胃壁僵硬，增强后不均匀强化，考虑恶性肿瘤可能，周围见多发淋巴结影，考虑转移。肺、肝脏、后腹膜及其他器官未见转移（图 3-41）。

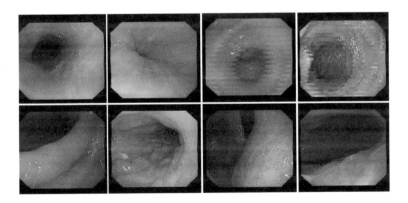

图 3-40　胃镜见胃窦小弯侧片后壁见黏膜形态异常，结构紊乱，表面充血水肿

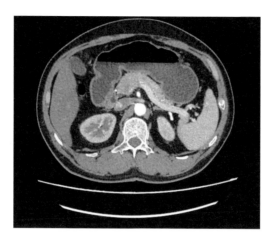

图 3-41 CT 动脉期见胃窦小弯侧近贲门处胃壁
增厚，局部胃壁僵硬

诊断：胃窦腺癌 cT3NxM0。

与患者完善沟通后，选择动脉栓塞化疗作为新辅助治疗方式，方案为载白蛋白紫杉醇微球 2 mL 栓塞动脉，并进行 SOX（奥沙利铂 + 替吉奥）方案的全身化疗（图 3-42）。

2 次 TACE+1 次 SOX 全身化疗后，复查全腹部 CT，结果提示胃窦处胃壁未见增厚，黏膜稍强化，考虑炎症改变。周围未见肿大淋巴结。余肝、肺及后腹膜未见肿大淋巴结（图 3-43）。

新辅助治疗后，行腹腔镜辅助远端胃癌根治术。术后病理结果提示：送检胃组织经充分取材，未见癌组织。周围淋巴结39 个，未见癌组织累及。

术后分期：ypT0N0M0。

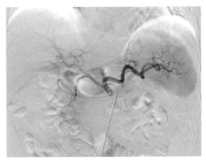

图 3-42　DSA 下见胃右动脉为肿瘤主　　图 3-43　动脉期 CT 提示胃窦处
　　　　　要滋养血管　　　　　　　　　　　　　　胃壁未见增厚，黏膜
　　　　　　　　　　　　　　　　　　　　　　　　稍强化，考虑炎症改
　　　　　　　　　　　　　　　　　　　　　　　　变

病例（七）

　　患者，男，67 岁，因"乏力、喘累 10+ 月"入院。腹部增强 CT 提示：胃窦壁明显不均匀增厚，胃周、肝胃韧带及下腔静脉旁多发增大淋巴结，考虑转移可能（图 3-44、图 3-45）。胃镜检查见胃窦巨大溃疡（图 3-46），病理结果提示胃窦腺癌。

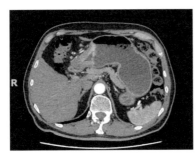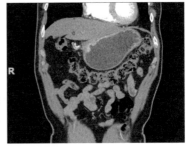

图 3-44　CT 提示动脉期胃窦部环周　　图 3-45　CT 提示动脉期胃窦部环
　　　　　增厚，周围多发淋巴结显　　　　　　　周增厚，周围多发淋巴结
　　　　　影（横截面）　　　　　　　　　　　　显影（冠状面）

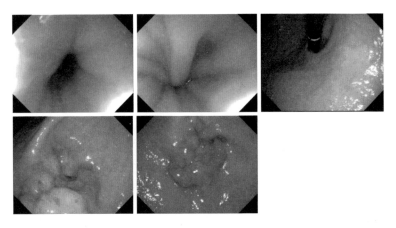

图 3-46　胃镜下见胃窦巨大溃疡，病理结果提示胃窦腺癌

　　诊断：胃恶性肿瘤（腺癌）cT4aN3M0。

　　考虑患者胃癌局部分期较晚，直接手术治疗效果差，遂通过动脉介入栓塞化疗行术前新辅助治疗，DSA 引导下超选至胃左动脉远端（图 3-47、图 3-48）。

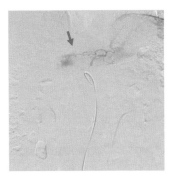

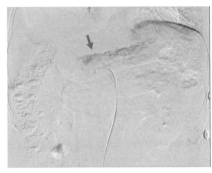

图 3-47　经微导管于胃左动脉　　图 3-48　行化疗栓塞后再次经微导管造
　　　　　　造影　　　　　　　　　　　　　　影，见肿瘤供应血管区栓塞良
　　　　　　　　　　　　　　　　　　　　　　好

术中用药：奥沙利铂 150 mg，表柔比星微球 0.3 mL。

术后 3 个月复查 CT，见胃窦部肿瘤显著缩小，周围淋巴结影减少（图 3-49、图 3-50）。遂行手术治疗，术后病理提示完全病理缓解（图 3-51）。

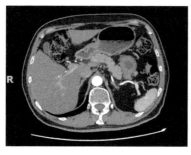 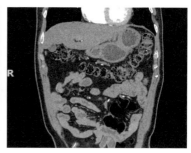

图 3-49　CT 提示胃窦部较上次明显退缩（横截面）　图 3-50　CT 提示胃窦部较上次明显退缩（冠状面）

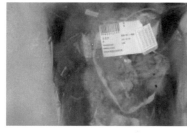 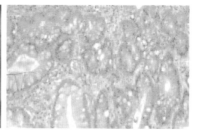

病理诊断：

< 胃 > 活检及化疗后，现送检组织经充分取材，未见癌残留。

< 胃两端切缘 > 未见癌累及。

< 网膜 > 未见癌组织。

< 胃小弯、胃大弯 > 淋巴结未见癌转移（分别为 0/14、0/7），其中小弯中淋巴结可见化疗后反应。

–5~–1 免疫组化：CK（–）。

–10、–1 免疫组化：CK（–）。

图 3-51　术后病理提示完全病理缓解

　　总结：该患者经 2 次血管介入治疗和 1 次全身化疗后，复查 CT 提示：胃窦壁稍增厚，胃周、肝胃韧带及下腔静脉旁多发小淋巴结，与 3 个月前的 CT 结果相比，胃窦壁增厚较前明显减轻，淋巴结缩小。由此可见，TACE 联合全身化疗的降期效果好，患者的肿瘤及淋巴结较前明显缩小，治疗效果明显。

（闵江　周秩武　杨盛兰）

参考文献

[1]　肿瘤医学论坛 . 2020 年全球癌症最新数据解读 [J] . 中国肿瘤临床与康复，2021，28（3）：301.

[2]　李慧芝，王道存，岳盼盼，等 . 胃癌术后预后影响因素研究进展 [J] . 医学综述，2022，28（5）：940-945.

[3]　中华医学会肿瘤学分会，中华医学会杂志社 . 中华医学会胃癌临床诊疗指南（2021 版）[J] . 中华医学杂志，2022，102（16）：1169-1189.

[4]　赵洪见 . 胃癌行介入治疗的研究进展 [J] . 青海医药杂志，2018，48（2）：79-80.

[5]　高良杰，彭东，陶威，等 . 经导管超选动脉介入化疗及栓塞肿瘤血管治疗进展期胃癌的临床研究 [J] . 现代医药卫生，2022，38（15）：2557-2560.

［6］　王吉甫.胃肠外科学［M］.北京：人民卫生出版社，2000.

［7］　钟金昆，闵江，钱昆，等.动脉介入化疗治疗进展期胃癌的Meta分析［J］.临床医药文献电子杂志，2019，6（28）：173-174.

［8］　刘学英，李翠香，张芳，等.弹力绷带与普通绷带包扎股动脉穿刺处对术后并发症及舒适度影响的研究［J］.全科护理，2008，6（29）：2653-2654.

［9］　袁凯.外周血管介入并发症的处理分析［J］.医学美学美容，2019，28（15）：134.

［10］　季加孚.胃癌的新辅助化疗［J］.中国实用外科杂志，2005，25（5）：261-263.

第四章 血管介入技术在恶性肠梗阻中的应用

一、恶性肠梗阻

恶性肠梗阻（malignant bowel obstruction，MBO）是指原发性或转移性恶性晚期肿瘤引起的肠梗阻，发生率为5%~43%。常见的容易引起恶性肠梗阻的肿瘤包括原发于肠道的小肠癌和结直肠癌，小肠癌造成梗阻的概率比大肠癌更高。此外，其他腹腔肿瘤直接侵犯或转移到肠道也可引起恶性肠梗阻，如胰腺癌、卵巢癌和后腹膜肿瘤等。恶性肠梗阻患者常伴有营养障碍或水电解质平衡紊乱。该病严重威胁肿瘤患者的生命，是肿瘤恶病质的主要原因。

二、肠梗阻与血管介入治疗

针对恶性肠梗阻患者，首先应考虑如何解除梗阻，其次要兼顾肿瘤的治疗，当然也要考虑患者对治疗方式的耐受以及治疗后生活质量等问题。外科手术可通过直接切、短路或转流改道手术解决患者的梗阻问题，但要求患者一般情况较好，能够耐受手术，且术后常需要面对腹壁造瘘的问题。安置支架是一个创伤相对较小的方式，能迅速改善患者的梗阻，但不是每个患者都可以安置成功，且对肿瘤本身无处理。动脉灌注化疗及栓塞是找到动脉的滋养血管，进行高浓度的化疗药物推注，同时选择性使用栓塞剂，高浓度的化疗药物和栓塞造成的肿瘤乏血可引起肿瘤的凋亡坏死脱落，从而达到解除梗阻的目的。动脉灌注化疗和栓塞兼顾了解除梗阻和肿瘤本身治疗，且创伤性较小，对部分患者而言，是值得考虑的治疗方式。本章主要讨论动脉灌注化疗及栓塞在恶性肠梗阻中的应用。

通常情况下，化疗药物在体内需要直接作用于肿瘤细胞才能达到治疗效果。除了药物自身的药理机制和肿瘤细胞对药物的敏感性会对治疗效果产生影响，病变区域的药物浓度和药物在病灶内的维持时间也对治疗效果有重要影响。传统的全身化疗中，药物经静脉回流至心肺循环后再由左心室泵至全身，其在各脏器的分布取决于各器官的血流量，随后再根据药物自身的代谢特点，主要分布于肝、肺、肾脏等器官，靶器官（胃肠道）的药物浓度大致等于外周血浆浓度，此时如果想提高药物在靶器官的浓度则需要进一步加大用药剂量，但随之而来的药物毒副作用及风险是不可控的。

区域动脉灌注化疗（preoperative regional intra- arterial chemotherapy，PRAC）是指在介入定位技术辅助下通过自肿瘤供血动脉直接向肿瘤组织灌注化疗药物，以确保肿瘤局部化疗药物浓度达到最高，可避免化疗药物同血浆蛋白结合导致效果降低，且具有微创、不良反应少等优势，目前已被较多地应用于各类中晚期肿瘤患者治疗中。

动脉灌注化疗作为一种可控的化疗药物给药途径，可通过增加肿瘤局部药物浓度从而更好地发挥抗癌作用。相关研究证明，经动脉灌注化疗中，在相同剂量下，靶器官内化疗药物的浓度可达到全身化疗情况下的 400 倍。肿瘤区域高浓度的化疗药物一方面可延长靶组织的作用时间，提高药物的利用率，增强杀伤效果；另一方面还可直接破坏肿瘤血管内皮细胞，从而形成血管炎和血栓，影响肿瘤血液供应，进一步促进肿瘤的缺血性坏死，而且药物在进入血液循环后在靶器官进行再分布，可起到一定的全身化疗作用，对肿瘤区域起到二次化疗的效果。

经导管血管栓塞术是经导管向靶血管注入栓塞剂，使靶血管闭塞，从而起到阻断肿瘤血供、使肿瘤缺血坏死的治疗效果。经导管血管栓塞术治疗恶性肠梗阻的优势主要有：①经导管血管栓塞术导致的血流中断可视为外科手术中的"结扎术"，肿瘤缺血坏死可视为"切除术"。对于体积较大的肿瘤堵塞（图 4-1）或外压所致的肠梗阻，栓塞可阻断肿瘤滋养血管（图 4-2），

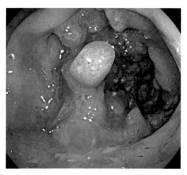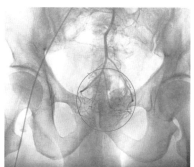

图 4-1　直肠癌并不全性肠梗阻，　图 4-2　DSA 下见肿瘤滋养血管杂
肠镜无法通过　　　　　　　　　　乱、迂曲，染色明显

快速缩小肿瘤体积，恢复肠道通畅，为不能耐受手术、放疗的患者提供一种微创、可行的治疗手段。②针对合并肿瘤急、慢性出血的患者，适当的栓塞治疗止血效果确切。③对于侧支丰富的胃肠道（如十二指肠、直肠等），栓塞治疗的安全性有保障。

　　恶性肠梗阻患者往往处于病程中晚期，多数经历过手术、放化疗、靶向治疗等多种综合抗肿瘤手段，其中不乏一、二线化疗失败者、对经典化疗方案耐药者或不能耐受高强度全身治疗者。得益于动脉灌注化疗低剂量、区域高浓度的特点，多药联合治疗再次成为可能，给此类患者带来新的治疗机会。

三、适应证

1. 动脉灌注化疗的适应证

（1）诊断明确为恶性肿瘤导致肠梗阻，包括原发灶堵塞、吻合口复发、种植转移恶性粘连、外压等。

（2）外科术前肠道减压治疗，争取将急诊转为择期、开放转为腔镜手术，减少创伤。此类情况往往可以联合胃肠减压、肠梗阻导管植入，争取达到更佳效果。

（3）肠道支架植入术后，肿瘤侵入支架内再次造成梗阻。

（4）肿瘤种植转移引起的多节段肠梗阻，且无法通过手术、造瘘、支架置入、肠梗阻导管等手段解除梗阻。

（5）恶性肠梗阻伴有恶性腹水或少量、持续性的消化道出血。

（6）恶病质、高龄、虚弱无法耐受手术或肠道支架等方式解除梗阻者，可尝试低剂量动脉灌注化疗，以期改善梗阻症状。

（7）合并多脏器转移，通过手术解除梗阻对生存期无延长收益，且拒绝接受肠造瘘、肠切除等手术方式。

2. 动脉灌注化疗联合栓塞的适应证

（1）胃、十二指肠、直肠具有多血管供血的特点，原发肿瘤造成梗阻时，可联合栓塞治疗，不会显著提升穿孔等风险。

（2）肿瘤造成梗阻合并出血。

四、禁忌证

1. 动脉灌注化疗的禁忌证

（1）对造影剂和化疗药物过敏，或合并妊娠，无法进行血管介入操作。

（2）肝肾功能不全或衰竭、凝血功能障碍、重症感染、骨髓抑制、血流动力学不稳定。

（3）晚期肿瘤，预期生存期＜ 30 天。

2. 动脉灌注化疗联合栓塞的禁忌证

（1）因术者技术操作水平、解剖认知不足，未能明确找到合适的肿瘤血管。

（2）超选插管失败，或无法避开正常胃肠道血管。

（3）严重肝肾功能损伤、凝血功能障碍、重症感染、骨髓抑制、血流动力学不稳定。

（4）肿瘤内部存在动静脉瘘。

（5）对化疗不敏感的恶性肿瘤，如肉瘤、间质瘤等。

（6）晚期肿瘤，预期生存期＜ 30 天。

五、治疗策略

1. 药物选择

（1）原则上按照原发肿瘤的诊疗指南选择化疗药物，条件允许者可根据基因检测结果选择用药方案。

（2）对于既往曾接受过化疗的患者，可优先考虑二、三线用药方案。相关研究证明，动脉灌注化疗在局部组织的药物浓度高，全身化疗耐药的方案也能使部分患者获益。

（3）优先选择浓度依赖性的抗肿瘤药物，如奥沙利铂、卡铂等。

（4）选择药物前需评估机体耐受情况，术者应当有多年临床抗肿瘤用药经验。合并肝肾功能不全、既往化疗过程多次出现骨髓抑制者，需要慎重选择灌注药物。

（5）恶性肠梗阻患者往往处于恶性肿瘤中晚期，大部分为二、三线治疗失败的患者，此时已没有标准治疗方案，术者可根据临床经验、患者身体及经济条件制订个体化治疗方案。

（6）靶向药物、免疫治疗药物能否用于动脉灌注治疗，目前临床上仍有争议。

（7）多药联合优于单药治疗，但需要谨慎评估患者机体情况能否耐受。

2. 药物剂量

（1）由于各脏器的血供、组织血液灌注量不尽相同，目前临床上对胃肠道动脉灌注化疗方案的药物使用剂量暂无相关指南或定论。

（2）动脉灌注化疗可将药物直接输送入肿瘤内部，其在局部组织内的瞬间浓度可达到全身静脉化疗的 50~400 倍，局部治疗效果远超传统化疗，临床上大多动脉灌注化疗方案的剂量往往是全身静脉化疗的 1/3~1/2，一般不超过全身化疗剂量，相关报道甚至提出 1/10 的化疗剂量即可取得满意疗效。

（3）对于机体情况较好的患者，可加大化疗剂量，促使肿瘤快速凋亡，迅速缩瘤，以达到解除梗阻的目的。对于机体一般情况较差、年老体弱的患者，应减少药物剂量。多药联合时，应适当减少药物剂量。

（4）经动脉灌注化疗在肿瘤的局部治疗效果显著，但同等剂量下，灌注脏器以外组织的药物浓度相对低，虽然化疗药物可经静脉回流，再输送至全身起到二次治疗作用，但由于药物经门静脉回流至肝脏，其中大部分在肝内分解代谢，存在"首过效应"，动脉灌注化疗对靶器官外的"转移"灶的治疗作用不如全身化疗，因此，经动脉灌注化疗不能替代全身化疗在术前新辅助治疗中的地位。拟行新辅助治疗或转化治疗的恶性肠梗阻患者的治疗中，不能忽视全身静脉化疗，需要按照患者情况设计药物剂量分配方案，动脉灌注＋静脉化疗的总剂量不能超过全身化疗一个疗程的总剂量。

（5）如果联合放疗、消融或其他的局部治疗，则化疗药物的剂量也应适当减少。

（6）介入治疗是一种局部治疗，局部过大的化疗药物浓度并不会无止境地提高治疗效果，反之会增加不良反应。超选插管已将肿瘤局部浓度大大增加，化疗药物剂量理应减少，尤其在合并栓塞治疗时，对肿瘤起作用的更多是栓塞，化疗药物剂量更可减少。

（7）具有相同脏器毒性的化疗药物应避免联用，如博来霉素和顺铂联用会增加肺毒性，顺铂和甲氨蝶呤联用会增加肾毒性，丝裂霉素和阿霉素联用会增加心脏毒性等。

（8）各部位的灌注量不同，灌注部位多少、范围大小、插管精度、药物种类、强度等因素均会影响用药剂量。

3. 给药方式

（1）一次性冲击灌注：此种给药方式可在肿瘤内部组织瞬时达到一个极高的浓度，大大提高了浓度依赖性化疗药物的作用，但此种给药方式的缺点在于持续时间较短，故更适宜细胞非周期特异性化疗药物的灌注，如烷化剂类、氮芥类等。多部位灌注时，须提前规划好各个肿瘤的剂量分配，使药物发挥最大作用。

（2）脉冲式灌注：靶血管较纤细、迂曲，或受限于术者的操作水平等因素，有时并不能达到理想的超选插管，在这种情况下，缓慢匀速推注较难使化疗药物进入靶血管，采用脉冲式灌注可以让更多的化疗药物进入靶血管。

（3）微泵灌注：插管成功后将导管留置于靶血管内，用微泵持续灌注，常持续 2~48 小时（暂无指南或专家共识明确标准灌注时间），时间长但给药浓度相对低，适宜细胞周期特异性药物，如 5-FU、紫杉醇等。注意：每次仅能选择 1 条血管进行灌注。

（4）配合栓塞的"三明治"式夹心灌注：将混有抗癌药物的栓塞剂注入肿瘤的末梢供血血管，可在阻断肿瘤血液供应的同时使抗癌药物长时间滞留于肿瘤内，持续治疗肿瘤，而"三明治"式的夹心灌注则是在两次少量的栓塞中间灌注化疗药物，因栓塞后血流灌注减慢，更可将化疗药物进一步滞留，加强抗肿瘤作用。

4.靶血管的选择

（1）胃肠道原发肿瘤导致的恶性肠梗阻：肿瘤供血动脉往往发自肠系膜上、下动脉（图4-3）、腹腔干（图4-4）的分支，如盲肠癌由回结肠动脉供血、升结肠癌由右结肠动脉供血、横结肠癌由中结肠动脉供血、降结肠癌由左结肠动脉供血等。此类原发的结肠肿瘤往往较容易做到超选插管，而直肠肿瘤除了直肠上动脉参与供血，还常有直肠下动脉、骶正中动脉参与供血，血供较为丰富，故可增加适当的栓塞以期达到更好的效果。

（2）腹膜种植转移瘤所致的恶性肠梗阻：其梗阻点多位于小肠，且常为多节段梗阻，手术、肠梗阻导管等手段往往效果不佳。腹膜转移瘤常由肠系膜新生的微血管供血，管径较纤细，且病灶广泛，此类患者可在肠系膜上动脉进行微泵持续灌注化疗。

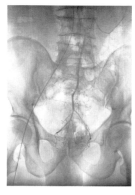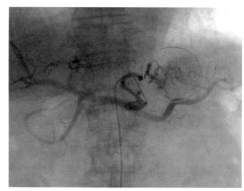

图 4-3　肠系膜下动脉　　图 4-4　胃左动脉供血的肿瘤

（3）盆腔转移瘤（图 4-5—图 4-7）所致的恶性肠梗阻：找到明确的肿瘤供血血管（图 4-8）后，还应在双侧髂内动脉进行适量的灌注。

（4）大网膜转移所致的恶性肠梗阻：可经网膜血管（图 4-9）进行灌注。网膜血管血供丰富，栓塞风险较低，可增加收益。

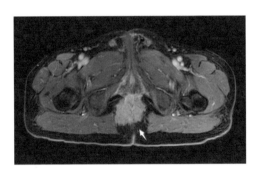

图 4-5　Miles 手术术后，术区复发肿瘤（MRI
　　　　横截面）

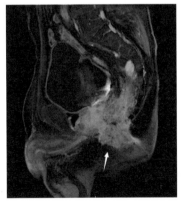

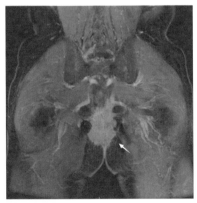

图 4-6　Miles 手术术后，术区复　　图 4-7　Miles 手术术后，术区复发
　　　　发肿瘤（MRI 矢状面）　　　　　　　肿瘤（MRI 冠状面）

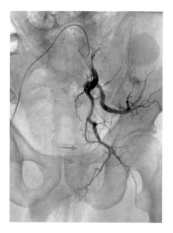 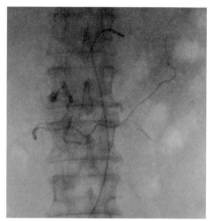

图 4-8 复发肿瘤血供源于髂　图 4-9 网膜转移肿瘤
　　　 内动脉

（5）伴有后腹膜淋巴结转移者：可经腰动脉或肋间动脉少量灌注化疗药物。

六、评估标准

（1）治愈：指腹痛、腹胀及呕吐症状消失，腹部肠型及蠕动波消失，气过水声、金属音消失，腹部立位 X 线平片见胀气的肠袢明显减少，气液平面消失。

（2）好转：指腹痛、腹胀及呕吐症状明显减轻，腹部肠型、蠕动波、气过水声、金属音消失、胀气肠袢及气液平面部分缓解。

（3）无效：指上述肠梗阻的临床症状及体征较治疗前无明显改善，甚至恶化。

七、治疗周期

动脉灌注化疗本质上是化疗的一种形式，药物在机体内的代谢过程与全身化疗类似。严格来说，介入治疗周期应等同于全身化疗，但本章主要讨论介入治疗在恶性肠梗阻中的应用，目的是解除梗阻，改善患者生存质量。反复多次的介入治疗并不能延长患者的生存期，反而易降低其治疗依从性。因此，笔者更主张按需进行介入治疗，具体如下。

1. 肿瘤不可切除

经过科学、精心设计的动脉灌注化疗，梗阻症状无明显改善者，不建议继续治疗。

梗阻症状迅速缓解、经影像学评估肿瘤退缩明显者，可在1~2次介入治疗后，改行姑息性全身化疗维持，每2~3个月进行1次介入治疗。

梗阻症状明显缓解但又迅速反弹者，可根据肿瘤进展的时间曲线制订介入治疗的间期，但一般不能短于化疗方案周期。

2. 肿瘤可切除或潜在可切除

如果动脉灌注化疗是以外科手术前的肠道减压治疗为目的，应在梗阻解除、肠道水肿缓解、内环境失衡纠正后，择期进行手术；如果治疗过程中出现病情加重或出现相关并发症，应及时采取其他手段解除梗阻（视情况行手术切除、近端造瘘减压或肠道支架等）。

病灶潜在可切除者，梗阻缓解后，间隔3~4周再次介入治疗，间隔 6~8 周行影像学检查评估病灶情况，选择适当时机行病灶切除；如果梗阻无缓解，但病灶缩小且有潜在切除可能，可通过其他手段解除梗阻，继续介入治疗，间隔 6~8 周行影像学检查评估病灶情况，选择适当时机行病灶切除；治疗无反应者，不再进行动脉灌注化疗。

八、治疗方法

1. 术前准备

（1）完善血生化检查：如血常规、肝肾功能、凝血功能、肿瘤标志物等，采用 KPS 评分评估患者营养情况，预估患者生存期。

（2）完善影像学检查：如增强 CT、MRI、DR 等。

（3）获取充分的肿瘤学证据：如既往病理报告、基因检测报告、化疗史，为化疗药物选择提供参考。

（4）预评估动脉灌注化疗的治疗效果：如肿块型癌肿往往治疗效果较好，浸润缩窄型癌肿往往治疗效果较差。梗阻较重、有绞窄或穿孔风险者，需要谨慎选择动脉灌注化疗，因为其等待肿瘤退缩一般需要 3~5 天时间。

（5）完善一般术前准备：如胃肠减压、生长抑素、营养支持、预防性使用抗生素、解痉止痛、术前备皮、低压灌肠等。

（6）医患充分沟通：恶性肠梗阻患者往往预后不良，多数已经历过手术、放化疗等诸多手段，机体承受能力差，部分患者还伴有合并症，医患双方要共同面对不可预知的风险。同时，影响疗效的因素也因人而异，包括但不限于肿瘤负荷、肠梗阻程度、是否合并肠粘连、化疗药物敏感性等。

2. 操作方法

（1）建立动脉通路：局部浸润麻醉后，使用 Seldinger 方式进行动脉穿刺，置入 5F 穿刺鞘。穿刺途径主要有股动脉、桡动脉、腋动脉、锁骨上动脉等，各有其优缺点。股动脉通常用于短程灌注化疗，较易上手，距离腹腔脏器血管路程短，一般不需要应用到特殊器械，是最常用的操作通路，但患者舒适度较低（卧床、压迫时间长）；桡动脉入路在长时间动脉灌注化疗中可减少患者的卧床时间，提高其舒适性，但操作需要一定技巧，对术者要求较高，有一定失败率，且不适合反复多次操作；腋动脉、锁骨上动脉常在上述操作通路难以建立时采用。

（2）动脉插管：选用 5F 猪尾巴造影导管在腹主动脉进行腹腔脏器血管造影，寻找可能的肿瘤供血动脉（术前的影像学检查非常重要，有助于明确靶血管），随后更换 RH 导管或 Cabro 导管对肠系膜上动脉、肠系膜下动脉、腹腔动脉等进行插管造影（盆腔肿瘤还需要进行髂动脉造影），由于消化道的血管较为纤细且迂曲，为避开正常的消化道分支，精细超选往往需要借助性能良好的微导管。

（3）药物灌注：术前仔细进行影像学评估，结合术中造影情况，精心设计化疗方案，合理配比，根据实际情况进行灌注化疗。多数化疗药物对血管有一定刺激性，可能造成血管痉挛、血栓形成甚至闭塞，还可诱发患者术中剧烈疼痛，影响操作进行，故灌注过程中需要将药化疗物按一定比例稀释，同时控制灌注的量和速率，减少不良反应的发生。

（4）栓塞：消化道肿瘤血管的栓塞应十分谨慎，不当栓塞可能导致脏器穿孔、坏死等。栓塞前需要再三确认，避开非靶血管和危险血管，仔细辨认是否存在动静脉瘘。针对侧支循环丰富的胃十二指肠、直肠、盆腔肿瘤，根据肿瘤的染色程度判断其血运情况，实施适度的栓塞，栓塞终点以血流开始减慢为止（此时栓塞程度为 40%~60%），不应栓塞至血流停止，切忌过度栓塞引起严重后果。应尽量选择短、中期栓塞剂，如碘油、明胶海绵等，避免使用长期栓塞剂。小肠和结肠对缺血的耐受性差，并发症更严重，栓塞一般不适用。

九、术后处理

1. 术后管理流程

（1）压迫、包扎穿刺点，穿刺处肢体制动 6~8 小时，观察有无渗血。

（2）补液水化，促进造影剂排出，保护肾功能。

（3）适当地镇痛、止吐。

（4）继续行胃肠减压、营养支持、抑制消化液分泌、解痉等针对肠梗阻的保守治疗措施。

（5）严密观察腹部情况，尤其是检测腹围、胃肠减压引流液性质和量、排气排便情况、有无腹膜炎体征等，警惕肠绞窄的发生。

2. 并发症及处理

（1）介入操作并发症：如穿刺点出血、血肿、动脉瘤形成、动脉夹层等，往往为操作不当造成，术者操作时严格遵守规范、谨慎处理，多可避免。特殊情况如导管于血管腔内扭转成结时，需要及时插入导丝，逆方向操作耐心解套，若发生导管断裂，严重时应行动脉切开。

（2）化疗并发症：如胃肠道反应、肝肾功能损伤、骨髓抑制等，一般较全身化疗轻，对症处理多能缓解。

（3）栓塞并发症：消化道黏膜糜烂是动脉灌注化疗、栓塞术后最常见的并发症，常表现为便血、腹痛、腹泻等，保守治疗多可好转，严重时可发展为溃疡甚至穿孔，此时需要外科手术处理。尽可能进行超选插管，避开正常胃肠道便可减少此并发症的发生。

十、典型病例

病例（一）

患者，男，55 岁，反复腹痛、腹胀 1 个月，伴解黏液脓血便，每次大便量少，便后腹痛可缓解，症状渐行性加重。

肠镜提示乙状结肠肿瘤伴梗阻（图 4-10），病理提示中分化腺癌。

CT 提示腹膜后多发融合淋巴结，肝脏多发转移灶（图 4-11）。

经 MDT 讨论，该患者无根治手术机会，解除梗阻为当下要务。手术治疗创伤较大，不能改善患者总生存期（overall survival，OS），且腹膜后淋巴结融合，Toldt's 间隙游离有一定难度。支架置入有肠穿孔、支架移位、再堵塞风险，中位通畅时间约 170 天。与家属商议后，最终决定行 PRAC 治疗（图 4-13）。

PRAC 治疗方案：奥沙利铂 50 mg、亚叶酸钙 0.6 g、氟尿嘧啶 1.5 g，动脉置管后持续灌注 36 小时。

第一次 PRAC 治疗后 1 周，患者症状得到明显改善（图 4-14—图 4-16）。

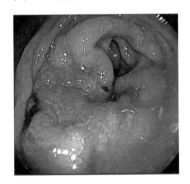

图 4-10　肠镜下见乙状结肠肿瘤并不全梗阻

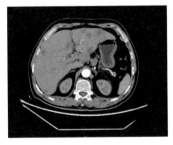
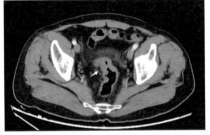

图 4-11　CT 提示肝内多发转移灶　　图 4-12　CT 见肠腔明显狭窄

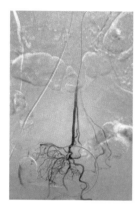
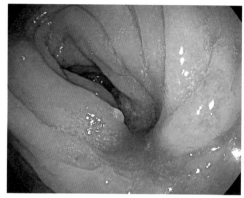

图 4-13 肿瘤血供源于 图 4-14 治疗后肠镜见肿瘤退缩明显
乙状结肠动脉

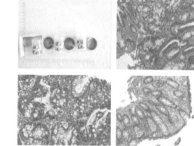
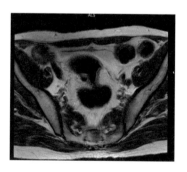

图 4-15 再次内镜下活检，病理结果 图 4-16 复查 MRI 提示肠腔恢
提示黏膜慢性活动性炎 复通畅

总结：对于初始无症状、不可切除性转移性结直肠癌
（metastatic colorectal cancer，mCRC）患者，是否进行原发灶
的切除，一直存在争议。来自日本全国多中心的 iPACS 研究
和欧洲多中心的 CAIRO4 研究均表明，原发灶切除并不能为
mCRC 患者带来生存获益，反而增加了手术相关的短期死亡率

以及全身化疗耐受性的下降。而对于原发灶有症状、转移灶不可切除的 mCRC 患者，进行原发灶切除的目的主要是改善其生存质量（解决出血、梗阻等），同样不能延长生存期，也不能减少外科手术创伤带来的相关风险。该病例采用了 PRAC 治疗，将有症状的原发灶转化为无症状的原发灶，在改善患者生存质量、切除大部分原发灶、减轻肿瘤负荷的同时，没有增加手术带来的相关风险及全身化疗耐受性。但 PRAC 治疗最终是否带来生存获益，仍需要大量临床研究数据证实。

病例（二）

患者，男，65 岁，发现直肠癌、肺转移瘤 1 年余。患者抗拒手术治疗，一直口服中药，因便秘 1 个月、腹胀就诊，诉肛门强烈坠胀感，且自起病来反复有便血（图 4-17—图 4-19）。

直肠指诊提示：距离肛门 5 cm 扪及菜花样肿物，较难推动，指套血染（＋）。

患者抗拒外科手术、放化疗治疗，直肠肿瘤较大，初始影

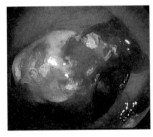
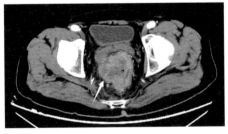

图 4-17 　肠镜提示直肠肿 　图 4-18 　CT 提示直肠肿瘤，肠腔狭窄，侵
瘤，堵塞肠腔，伴 　　　　　　　　犯前列腺、精囊腺（横截面）
有出血

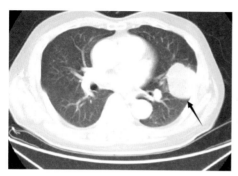

图 4-19　CT 发现肺上转移灶

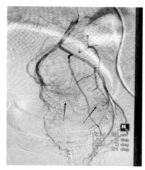

图 4-20　直肠上动脉造影
　　　　　见肿瘤染色明显

像学评估分期为 cT4bN2M1, 手术切除难度较高, 经 MDT 讨论, 决定行 PRAC 联合 TAE 治疗（图 4-20）。

PRAC 联合 TAE 治疗方案：奥沙利铂 75 mg+ 氟尿嘧啶 0.5 g 一次性冲击灌注, 奥沙利铂 25 mg+ 碘油 10 mL 配置成混悬液 1.2 mL 进行栓塞。

PRAC 联合 TAE 治疗后 3 天, 患者开始排便, 配合温水坐浴后, 肛门坠胀感明显减轻。治疗后 1 周, 患者诉排便通畅, 便血情况明显改善（图 4-21—图 4-23）。

总结：梗阻性结直肠癌（obstructive colorectal cancer, OCRC）是常见的恶性肠梗阻, 在结直肠癌患者中的发病率为 25%~40%。目前临床上主流的解除梗阻方式主要有手术（造口、短路、切除原发灶）、肠梗阻导管（intestinal obstruction catheter）、自膨式金属支架（self-expandable metallic stent, SEMS）等, 在应用上各有其优劣势。该病例为巨大直肠肿瘤（直

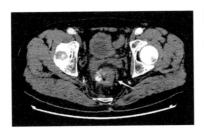

图 4-21　第一次介入治疗后复查 CT，见肿瘤明显缩小　图 4-22　第二次介入治疗后再次复查 CT，见肿瘤进一步退缩，组织间隙变清

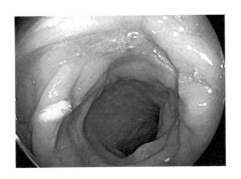

图 4-23　复查肠镜，见肿瘤明显退缩，梗阻完全解除

径 62 mm）所致低位肠梗阻，伴有出血、肺部孤立转移灶，通过手术切除原发灶解除梗阻有一定难度（男性骨盆，肿瘤体积大且侵犯前列腺、精囊腺）。肠梗阻导管或肠道支架联合放化疗在临床上应用已久，能有效、迅速地缓解肠梗阻，但存在导管护理烦琐、支架移位等缺点，且不能控制患者出血、肛门坠胀的症状。该病例采取了在直肠上动脉进行 PRAC+TAE 的方式，

短时间内快速促使肿瘤细胞凋亡、封堵肿瘤血管，同时解决梗阻、出血、肛门坠胀三大症状。后续患者对治疗重拾信心，接受手术治疗，因肿瘤退缩明显，原发灶切除手术难度明显降低，术后病理报告也提示达到 R0 切除。

病例（三）

患者，女，56 岁，因腹胀、呕吐伴肛门停止排气、排便就诊。体查全腹部膨隆，左上腹可扪及 15 cm × 10 cm 大小不规则肿块，质地较韧，难以推动，移动性浊音阳性，肠鸣音减弱，肛门指检无明显异常。血生化检查提示癌胚抗原（carcinoembryonic antigen，CEA）和癌抗原 15-3（cancer antigen 15-3，CA153）明显升高。

腹水穿刺联合诊断性刮宫病理提示：肿瘤细胞呈腺样、条索状及乳头状排列浸润性生长，细胞核大、空泡状、核仁明显，核分裂象易见，考虑为子宫内膜浆液性癌（图 4-24、图 4-25）。

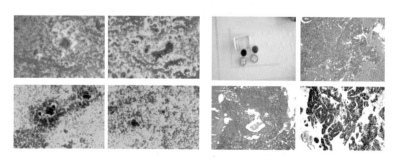

图 4-24　腹水见恶性肿瘤细胞　　　图 4-25　子宫诊刮病理切片

经 MDT 讨论，考虑患者为晚期肿瘤，无根治手术机会，腹腔内癌性粘连严重，外科手术解决梗阻难度大，决定行介入治疗尝试解决肠梗阻（图 4-26—图 4-29）。

手术结束后 3 小时，患者恢复排气、排便。次日复查腹平片，肠梗阻征象消失（图 4-30）。

总结：腹膜转移所致的恶性肠梗阻一直是临床诊治难点，具有多节段梗阻、系膜挛缩、肿瘤粘连固定的特点，故手术难度和风险大、梗阻复发率高，而且多数患者仅能通过肠造口手术解除梗阻，后续生存质量低。针对此类型的 MBO，诱导肿瘤凋亡、抑制肿瘤进展是治疗关键。该患者以肠梗阻、腹水为首发表现就诊，经病理确诊为子宫内膜癌并腹腔转移，CT 可见大网膜饼状增厚，且相邻肠管呈平行排列扩张，腹腔内可见种植结节，符合网膜转移所致 MBO 表现，经 MDT 评估外科

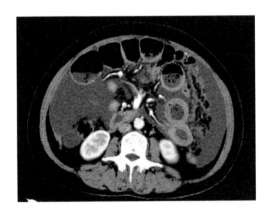

图 4-26　CT 提示腹膜、大网膜多发种植转移致小肠梗阻

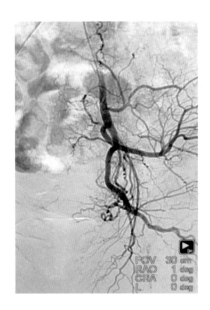

图 4-27　介入手术过程，先行髂内动脉造影，辨认子宫动脉

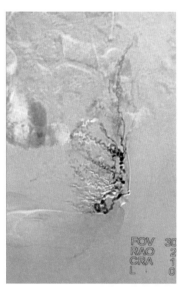

图 4-28　超选子宫动脉成功，进行化疗药物灌注、栓塞

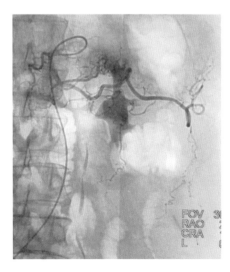

图 4-29　再次超选网膜动脉，进行化疗药物灌注、栓塞

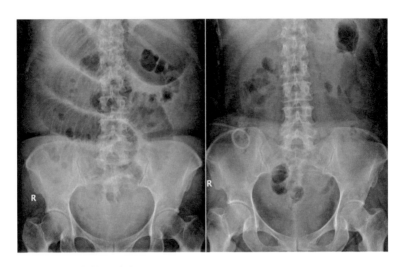

图 4-30　治疗前后对比

手术解除梗阻难度大，遂决定行血管介入治疗，术后 3 小时患者恢复排气、排便，治疗效果较好，为患者后续抗肿瘤治疗创造机会。

（林梓阳　闵江）

参考文献

[1]　Shariat-Madar B, Jayakrishnan T T, Gamblin T C, et

al. Surgical management of bowel obstruction in patients with peritoneal carcinomatosis [J]. J Surg Oncol，2014，110（6）：666-669.

［2］　赵禹博，王锡山.恶性肠梗阻的诊断与治疗［J］.中华结直肠疾病电子杂志，2015，5：538-539.

［3］　成红艳，李苏宜.恶性肠梗阻的诊治进展［J］.肿瘤学杂志，2014，20（8）：625-630.

［4］　Frago R，Ramirez E，Millan M，et al. Current management of acute malignant large bowel obstruction：a systematic review [J]. Am J Surg，2014，207（1）：127-138.

［5］　Paul Olson T J，Pinkerton C，Brasel K J，et al. Palliative surgery for malignant bowel obstruction from carcinomatosis：a systematic review [J]. JAMA Surg，2014，149（4）：383-392.

［6］　于世英，王杰军，王金万，等.晚期癌症患者合并肠梗阻治疗的专家共识［J］.中华肿瘤杂志，2007，29（8）：637-640.

［7］　方世明，刘玉金，高峰.区域性动脉灌注化疗并栓塞对不能手术的恶性肠梗阻的临床应用［J］.介入放射学杂志，2016，25（2）：120-124.

［8］　张玉锋.肠系膜上动脉灌注化疗治疗大网膜转移癌所致肠梗阻的疗效观察［J］.介入放射学杂志，2015，24（2）：130-133.

［9］　沈永生，王智民，邢志伟.区域动脉灌注化疗联合腹腔镜手术在中晚期结直肠癌中的应用效果及对血清肿瘤标志物的影响［J］.癌症进展，2020，18（17）：1806-1809.

[10]　Ensminger W D，Rosowsky A，Raso V，et al. A clinical-pharmacological evaluation of hepatic arterial infusions of 5-fluoro-2'-deoxyuridine and 5-fluorouracil [J]. Cancer Res，1978，38（11 Pt 1）：3784-3792.

[11]　Dizon D S，Schwartz J，Kemeny N. Regional chemotherapy：a focus on hepatic artery infusion for colorectal cancer liver metastases [J]. Surg Oncol Clin N Am，2008，17（4）：759-771，viii.

[12]　洪希周，马君俊，余超然，等 .4K 和 3D 腹腔镜结直肠癌根治术中主观感受调查研究 [J]. 中国实用外科杂志，2019，39（10）：1077-1080.

[13]　刘文清，张胜威，王华胜，等 . 胞苷脱氨酶基因遗传变异对结直肠癌患者术后辅助卡培他滨为基础化疗方案疗效的影响 [J]. 中国肿瘤，2018，27（12）：962-967.

[14]　魏晓晴，吴杰，宋磊，等 . 结直肠癌术后区域性动脉灌注化疗与静脉化疗对比研究[J]. 介入放射学杂志，2019，28(1)：32-37.

第五章 继发性肝恶性肿瘤的血管介入治疗

一、概述

肝脏是消化道肿瘤最常见的转移和复发靶器官。继发性肝恶性肿瘤又称转移性肝癌（metastatic hepatic carcinoma），是消化道肿瘤晚期最常见的表现形式。

正常生理情况下，消化道的静脉回流是通过门静脉进入肝脏，经过肝窦系统的过滤和清除，再通过肝静脉返回到体循环，因此，肝脏是消化道静脉回流的唯一靶器官。门静脉及肝窦系统的血流慢、营养丰富，肝窦本身具有屏障作用，小分子以外物质通过困难，这些导致肿瘤细胞容易在肝脏聚集，形成肝转移。

肿瘤细胞驻足于肝脏后，通过分泌各种细胞因子，富集内皮细胞形成新的肿瘤血管，从而形成以肝动脉供血为主要途径的完整转移灶。肝动脉是人体中主要供应肝脏的动脉，由腹主动脉的肝动脉干和胆囊动脉分支形成。肝转移灶的生长过程中，由于其恶性细胞的快速增殖和生长，转移灶内的肿瘤血管密度相对较高，因此，肝转移灶往往具有较高的肝动脉血供。门静脉从消化道器官（如胃、肠等）和其他腹腔器官（如胰腺、脾脏等）收集含有营养物质的血液，并将其输送到肝脏进行代谢和处理。门静脉供血主要是通过门静脉分支进入肝脏，然后通过肝内的小血管系统（肝窦）供应给肝转移灶。肝转移灶的门静脉血供相对于肝动脉来说较为少见，但在某些情况下可能存在。肝转移灶的血供情况对肝癌的治疗有重要的影响，正是这样的解剖生理，为肝转移病灶的治疗提供了理论依据。常见的治疗方法包括介入治疗（如经肝动脉化疗栓塞等）、手术切除和放疗，这些方法的选择往往要考虑肝转移灶的血供情况以及影响治疗效果的其他因素。

肝脏复发转移瘤的特点可表现为分布于一叶的单个结节，也可表现为弥漫性多发结节。一般来说，肝脏复发转移瘤的介入治疗是一种局部治疗，因此，介入治疗对单个寡转移灶治疗效果较好，对多发的转移灶，特别是微小转移灶，常需要联合全身治疗，才能较为有效地控制肿瘤。

二、常见肝脏介入治疗方式

1. 肝动脉灌注化疗

肝动脉灌注化疗（hepatic arterial infusion chemotherapy，HAIC）是指通过介入影像学的手段，找到并超选至肿瘤的供血动脉，化疗药物直接输送到肝动脉中，以实现肿瘤的局部控制和治疗。一般来说，HAIC 治疗不但可以应用于肝转移灶的直接化疗，还可以应用于消化道肿瘤根治后，预防肝转移灶的复发。

2. 肝动脉化疗栓塞术

肝动脉化疗栓塞术（transcatheter arterial chemoembolization，TACE）是在 HAIC 治疗的基础上，将栓塞剂一并注入肿瘤供血动脉中，以阻塞肿瘤供血动脉，达到两种方式的联合治疗效果。这种治疗方法可以在肿瘤部位高浓度地释放化疗药物，阻断肿瘤的血液供应，抑制肿瘤生长。TACE 治疗主要应用于已存在的病灶的治疗。

3. 肝动脉化疗栓塞放疗

肝动脉化疗栓塞放疗（hepatic arterial chemoembolization with radioactive microspheres，HACR）依据 TACE 原理，使用带有放射性的微球，从化疗、放化和栓塞三个角度，对肿瘤进行系统性治疗。HACR 可应用于肝癌和肝转移疾病治疗。在我国，HACR 是最新开展的治疗技术。

目前应用于 HACR 治疗的放射性微球主要是钇 -90 放射性

微球，它能够发射一种 β 射线，其半衰期为 64.2 小时。HACR
治疗中，在肝动脉内插入微导管并超选到肿瘤滋养血管，钇 -90
放射性颗粒或微球通过导管输送到肿瘤供血动脉中，然后通过
血液循环进入肝癌或肝转移瘤。钇 -90 放射性颗粒或微球会释
放出高能量的 β 射线，直接作用于肿瘤组织，杀死恶性肿瘤
细胞。2022 年 3 月，清华大学附属北京清华长庚医院董家鸿院
士团队成功进行了中国首例特许准入钇 -90 树脂微球治疗，术
后随访疗效令人满意。目前 HACR 在我国仅获得结直肠癌肝转
移的治疗指针，其具体的临床疗效在进一步验证中。

三、适应证

目前继发性肝恶性肿瘤的介入治疗没有明确的适应证，多
处在探索或临床试验阶段，下述适应证主要是目前国内几个中
心开展的临床研究和经验总结，不作为指南推荐。

（1）同时性或异时性胃癌、结直肠癌肝转移灶，且无法
切除。

（2）肝脏继发肿瘤手术切除后的复发灶，且无法再切除。

（3）结直肠癌或胃癌术后的患者，肝脏高复发风险的患
者（一般为Ⅲ期），可肝脏灌注预防复发。

（4）可以手术切除，但由于其他原因（如高龄、营养等）
不能或不愿接受手术的患者。

四、禁忌证

（1）肝功能严重障碍（Child-Pugh C 级），包括黄疸、肝性脑病、难治性腹水、肝肾综合征。

（2）凝血功能严重减退，且无法纠正。

（3）门静脉主干完全被癌栓栓塞，且侧支血管形成少。

（4）合并活动性肝炎或严重感染，且不能同时治疗。

（5）肿瘤远处广泛转移，估计生存期 < 3 个月。

（6）恶病质或多器官功能衰竭。

（7）肿瘤占全肝比例 ≥ 70%（如果肝功能基本正常，可考虑采用少量碘油乳剂分次栓塞）。

（8）外周血白细胞和血小板显著减少，白细胞 < 3.0×10^9/L，血小板 < 50.0×10^9/L。

（9）肾功能障碍，肌酐 > 2 mg/dL 或肌酐清除率 < 30 mL/min。

（10）造影剂、化疗或栓塞过敏。

五、药物的选择

肝脏转移性肿瘤的细胞来源于消化道，因此药物的选择同消化道肿瘤，具体如下。

（1）氟尿嘧啶：一般可常规应用于肝脏的灌注治疗。无论是Ⅲ期患者、预防性肝脏灌注，还是已经发生的肝转移灶的治疗性灌注，均可使用氟尿嘧啶。使用剂量推荐参考 Folfox6

方案计算的具体治疗剂量。

（2）铂类化疗药物：一般使用奥沙利铂。铂类化疗药物作为消化道肿瘤的最常用化疗试剂，也可以应用于介入治疗。

（3）紫杉醇：一般应用于胃癌的二线治疗。针对晚期胃癌的肝转移，白蛋白结合性紫杉醇带有负电荷，可以联合带正电荷的微球，形成载药的微球颗粒，通过 TACE 手术，到达病灶处，在栓塞肿瘤血管的同时发挥持续性的化疗作用。

（3）表柔比星：表柔比星带有负电荷，可以与载药微球结合应用于晚期胃癌肝转移灶，但表柔比星在胃癌中的应用靠后线治疗，不如紫杉醇联合微球广泛。

六、基本原则

（1）要求在数字减影血管造影机下进行。

（2）严格掌握适应证。

（3）需要超选至肿瘤的滋养血管内治疗。

（4）注意围手术期对患者肝功能的评测。

（5）治疗的规范化和个体化。

（6）经多次 TACE 治疗后，若肿瘤无变化或继续进展，应考虑换用或联合其他治疗。

（7）患者应充分知晓。

七、注意事项

（1）术前通过增强CT明确转移灶是否为乏血的转移病灶，

对于非肝动脉供血的转移灶，治疗效果较差。

（2）术中反复抵近造影，充分超选血管，找到肿瘤最主要的供血动脉，尽量于肿瘤滋养血管处治疗。

（3）术前充分评估患者的肝功能分期，肝功能较差者，谨慎手术，防止术后化疗药物导致肝损伤及肝脏肿瘤的缺血坏死，造成爆发性肝损伤，引起严重并发症。

（4）对于多个转移灶，可分批多次处理，先处理血供丰富者，再处理其他病灶。

（5）在 TACE 手术中，术前造影时，仔细观察肝脏内可能存在的动静脉瘘，超选血管时，必须避开动静脉瘘处，防止栓塞物通过动静脉瘘处到达体循环，从而造成其他器官的栓塞，引起严重并发症。

八、典型病例

病例（一）

患者，男，59 岁，胃癌术后 2 年，复查时发现右肝寡转移（图 5-1）。

行肝动脉化疗栓塞治疗，微导管超选至肿瘤血管，缓慢推入碘油 2 mL 栓塞（图 5-2、图 5-3）。

术后 1 个月复查 CT，见寡转移灶出高密度碘油沉积（图 5-4）。

术后病理提示：肝右叶肿物，肝组织内见结节样肿物，结节由纤维组织包绕，结节内肿瘤组织坏死，未见大脉管侵犯，

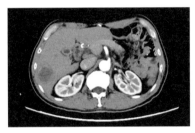

图 5-1　肝右叶转移灶

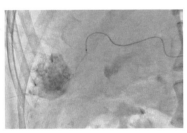

图 5-2　右肝动脉分支抵近造影

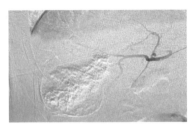

图 5-3　在转移部位注射碘油，见
碘油沉积于肿瘤血管内

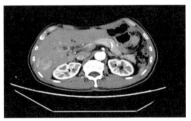

图 5-4　原转移部位见高密度影，
考虑碘油沉积

未见神经侵犯，未见卫星结节，切缘未见肿瘤，肝被膜、胆管未见侵犯，小胆管内未见癌栓。

总结：该患者肝转移灶在 DSA 剪影下显示为富血供，针对富血供，通常采用 TACE 治疗；术后 1 个月复查 CT 仍可见肿瘤血管栓塞制剂沉积；术后病检未见癌残留，治疗效果好。

病例（二）

患者，男，72 岁，因"反复间断上腹胀痛 1 个月"入院，伴反酸、嗳气、腹胀。

　　胃镜提示：胃底后壁巨大深溃疡，约 2 cm，表面污苔，溃疡较深，似穿透胃壁，活检质脆（图 5-5）。

　　活检提示：符合神经内分泌肿瘤，倾向高增值活性神经内分泌肿瘤，G3。免疫组化：CK（＋），EMA（＋），Ki-67 30%（＋），SSTR-2（－）（图 5-6）。

　　术前 CT 提示：①胃底壁不规则明显增厚，见软组织影突向腔内，考虑恶性肿瘤性病变。②肝 S4 与 S8 交界处肿块影，考虑肿瘤性病变，存在转移可能（图 5-7—图 5-12）。

　　诊断：胃神经内分泌瘤 G3 期伴肝继发恶性肿瘤（cT4aN1-2M1，Ⅳ期）。

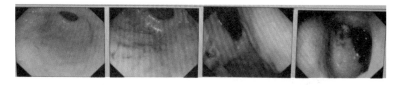

图 5-5　胃镜见胃底后壁巨大溃疡

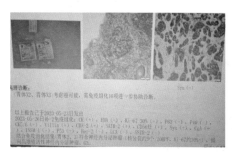

图 5-6　病理结果

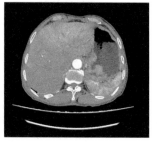

图 5-7　胃体小弯侧肿瘤伴肝转移（横截面-胃肿瘤平面）

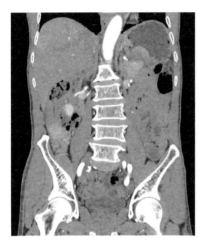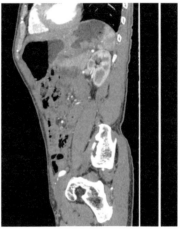

图 5-8　胃体小弯侧肿瘤伴肝转移　　图 5-9　胃体小弯侧肿瘤伴肝转移
（冠状面 - 胃肿瘤平面）　　　　　　（冠状面 - 胃肿瘤平面）

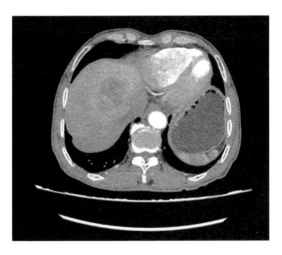

图 5-10　胃体小弯侧肿瘤伴肝转移（横截面 - 肝
转平面）

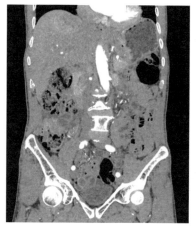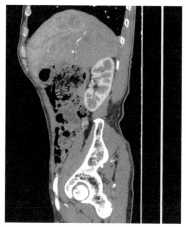

图 5-11　胃体小弯侧肿瘤伴肝转移　　图 5-12　胃体小弯侧肿瘤伴肝转
　　　　　（冠状面 - 肝转移平面）　　　　　　　　移（矢状面 - 肝转移平面）

　　经 MDT 讨论，患者肿瘤负荷大，无长效生长抑素使用指针，化疗效果差，遂行 DSA 引导下经导管胃左动脉、右肝动脉化疗栓塞术。

　　术中用药：奥沙利铂 200 mg，栓塞微球 3 mL。

　　术中见 DSA 造影见胃肿瘤位于胃窦小弯，胃左动脉供血（图 5-13、图 5-14）。

　　1 个月后复查腹部 CT 提示：胃底恶性肿瘤及肝 S4 与 S8 交界处肿块较前减少（图 5-15—图 5-20）。

　　总结：中晚期神经内分泌肿瘤恶性程度高，较早发生转移，进展快，患者对化疗不敏感。对于高表达生长抑素受体（somatostatin receptor，SSTR）的患者，长效生长抑素类似物（somatostatin analogue，SSA）可以改善其预后。对于该病例，患者 SSTR 不表达, 故 SSA 治疗不获益, 因此选择动脉栓塞化疗。首次治疗后, 患者上腹部不适缓解, CT 复查见肝脏转移灶消失, 治疗效果较好。

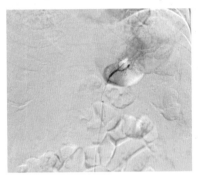 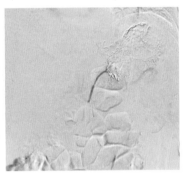

图 5-13 DSA 造影下见胃肿瘤滋养 血管丰富, 胃左动脉供血

图 5-14 DSA 造影下见胃肿瘤滋 养血管栓塞

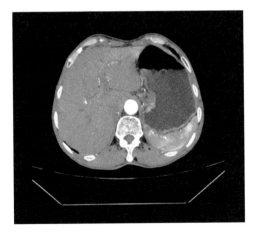

图 5-15 小弯侧肿瘤减小, 未见肝脏肿瘤 (横 截面 - 胃肿瘤平面)

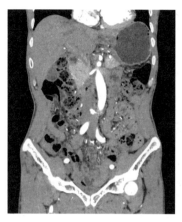 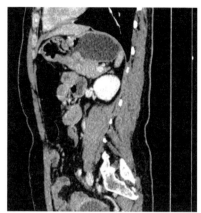

图 5-16　小弯侧肿瘤减小，未见　图 5-17　小弯侧肿瘤减小，未见肝脏
　　　　　肝脏肿瘤（冠状面 - 胃　　　　　　　肿瘤（矢状面 - 胃肿瘤平面）
　　　　　肿瘤平面）

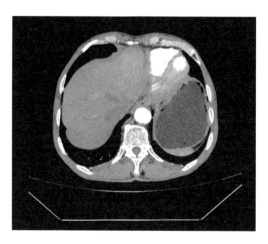

图 5-18　小弯侧肿瘤减小，未见肝脏肿瘤（横
　　　　　截面 - 肝转移平面）

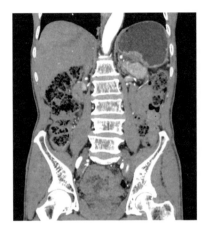
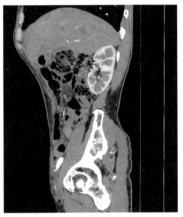

图 5-19   小弯侧肿瘤减小，未见肝脏肿瘤（冠状面 - 肝转移平面）

图 5-20   小弯侧肿瘤减小，未见肝脏肿瘤（矢状面 - 肝转移平面）

（罗德文   闵江）

参考文献

［1］   中国医师协会外科医师分会，中华医学会外科分会胃肠外科学组，中华医学会外科分会结直肠外科学组，等 . 中国结直肠癌肝转移诊断和综合治疗指南（V2020）［J］. 中华胃肠外科杂志，2021，24（1）：1-13.

［2］   张雯，周永杰，颜志平 . 再论精细 TACE［J］. 介入放射学

杂志，2021，30（10）：971-975.

[3] 张申，张磊，仲斌演，等 ."TACE 抵抗 / 失败" ——需要全面认识 [J].介入放射学杂志，2020，29（8）：743-747.

[4] 郭志，滕皋军，邹英华，等 .载药微球治疗原发性和转移性肝癌的技术操作推荐 [J].中华放射学杂志，2019，53（5）：336-340.

[5] 中国医师协会介入医师分会临床诊疗指南专委会 .中国肝细胞癌经动脉化疗栓塞（TACE）治疗临床实践指南（2021年版）[J].中华医学杂志，2021，101（24）：1848-1862.

[6] 中国医师协会介入医师分会 .中国肝细胞癌经动脉化疗栓塞治疗（TACE）临床实践指南 [J].介入放射学杂志，2018，27（12）：1117-1126.

第六章　复杂性腹腔恶性肿瘤的血管介入治疗

一、概述

复杂性腹腔恶性肿瘤，可以是原发性恶性肿瘤，一般肿瘤体积较大，侵犯范围广，同时伴有远处转移（如肝、肺、卵巢、网膜、腹膜等），评估后很难或已无法手术切除；也可以是局部肿瘤复发，此类患者疾病的复杂性不仅表现为肿瘤的局部侵犯及远处转移，还因已行手术治疗，局部解剖结构、肿瘤供血动脉等呈现显著变化，故情况较为复杂。除此之外，部分腹腔肿瘤的复杂性还表现在以下方面：经过前期指南推荐的多线治疗，肿瘤生长并未得以遏制，疗效不佳，同时肿瘤侵犯的位置比较特殊，已无外科切除的可能，且患者局部症状较重，出现消化道出血、梗阻、营养不良、电解质紊乱等并发症。总之，复杂性腹腔恶性肿瘤是外科治疗的难点，其方法不固定，治疗效果不确定，手术风险极高。我们经过长期临床探索，总结了介入技术在此类患者中的应用，具体如下。

1. 复杂性胃癌

胃癌是消化道肿瘤中恶性程度较高的一类，其病程发展快，转移途径多，同时胃周围比邻器官多且复杂，故常常出现极为复杂的情况。

（1）胃癌合并幽门梗阻，局部不可切，且无法耐受外科手术：胃癌好发于高龄人群，且可能合并其他系统疾病，如高血压、糖尿病、冠状动脉粥样硬化性心脏病、慢性阻塞性肺疾病等，若同时伴随幽门梗阻，则一般情况差，合并营养障碍及水电解质平衡紊乱，此时最首要的治疗方向是改善一般情况，恢复消化道进食，纠正水电解质紊乱和营养障碍。传统的外科胃空肠吻合手术能够解决患者的饮食问题，但手术本身的创伤常使部分患者无法耐受，术后并发症对这类患者而言也是灾难性的，因此，寻找有效且低风险的操作并迅速解决患者的梗阻问题尤为重要。本书第四章谈到了介入治疗在肠道梗阻中的应用，其实在胃癌导致的幽门梗阻中，局部介入治疗也能很好地使肿瘤坏死退缩，从而恢复消化道的畅通性，为后续治疗做好铺垫。

（2）胃癌局部不可切且合并大出血：尽管胃癌患者中有

相当一部分以贫血、消化道出血为主要临床表现，但其特点是慢性、缓慢出血，急性大出血者少。不过，肿瘤血管丰富，一旦出现动脉血管的破损，出血量往往较大。针对此类患者，有效解决出血是当务之急。癌性组织的特殊性导致内镜止血的成功率大大降低，若患者肿瘤不可切，或全身状况无法耐受手术，则患者的死亡率极高。介入治疗在止血方面有显著优势，同时结合局部化疗，可为此类患者提供更全面的治疗。

2. 腹腔巨大肿瘤

腹腔巨大肿瘤，特别是后腹膜肿瘤，是外科难治疾病之一。对于一些血供丰富的肿瘤，直接手术往往出血量大，给术中及围手术期带来巨大的风险。因此，术前可预防性地栓塞肿瘤血管。一方面，栓塞血管后再造影能更全面地了解肿瘤的血供，便于术中迅速找到滋养血管并提前控制出血，增加手术的安全性；另一方面，提前栓塞血管可造成肿瘤短期内迅速乏血，使肿瘤缩小，降低手术的难度。一般来说，腹腔巨大肿瘤的血供常来源于腹盆腔的大血管，如腹主动脉、肾动脉、髂血管及其分支等，此类肿瘤建议行术前栓塞，栓塞后 7 天左右再手术，其术中出血可显著减少。

3. 经多线治疗失败且局部症状较重的晚期恶性肿瘤

对于一些晚期恶性肿瘤，如果经过指南推荐多线治疗失败，且局部症状表现较重，如出血、疼痛、溃疡糜烂等，此时往往缺乏有效的治疗手段，患者不得不以止痛和对症治疗为主。为改善患者的生活质量，介入治疗通常可发挥一定作用。此类患者往往病史偏长，肿瘤本身比较复杂，且出现耐药或无法耐受的全身治疗副作用，介入治疗作为局部治疗手段，通过物理性栓塞血管，可在一定时间内缩小肿瘤并改善局部症状。例如，胰腺肿瘤复发、后腹膜压迫痛，直肠癌盆腔复发、侵犯骶尾部、无法切除，在这些情况下，可考虑行局部治疗，以改善患者的生活质量。

二、典型病例

病例（一）

患者，女，58 岁，因"腹胀伴右上腹胀痛 1 个月"入院。门诊肠镜检查提示：直乙交界处癌（图 6-1）。病理结果提示：结肠腺癌（图 6-2）。入院 CT 提示：直乙交界处肠病增厚，突破浆膜层，周围多发淋巴结转移，肝、肺可见多个结节，考虑转移（图 6-3—图 6-5）。

诊断：结肠恶性肿瘤（直乙交界处），肝继发恶性肿瘤，肺继发恶性肿瘤。

遂于 DSA 引导下行经导管直肠上动脉灌注化疗 + 右肝动脉化疗栓塞术，术中发现患者右肝动脉自肠系膜上动脉发出（图 6-6）。

术中用药：①直肠上动脉：奥沙利铂 100 mg（图 6-7）；②右肝动脉：奥沙利铂 100 mg，表柔比星微球 2.5 mL（图 6-8）。

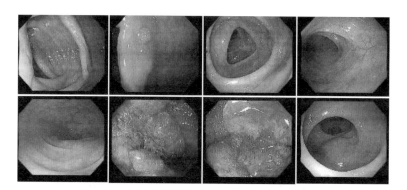

图 6-1 肠镜下见直乙交界处肿瘤

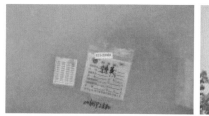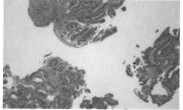

图 6-2 病理结果提示结肠腺癌

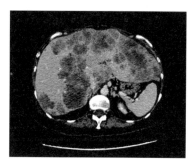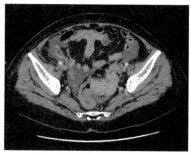

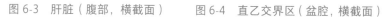

图 6-3 肝脏（腹部，横截面） 图 6-4 直乙交界区（盆腔，横截面）

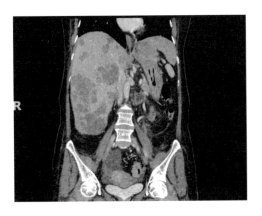

图 6-5　腹部及盆腔（冠状面）

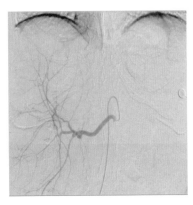

图 6-6　导管进入肠系膜上动脉造影见右肝动脉显影

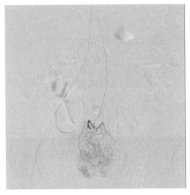

图 6-7　经微导管于直肠上动脉造影后行动脉灌注化疗

　　术后 2 个月复查 CT 提示：直乙交界处肿瘤缩小，肝脏转移灶数量减少、面积明显缩小（图 6-9—图 6-11）。

　　术后 2 个月随访，患者诉右上腹胀痛明显化解。

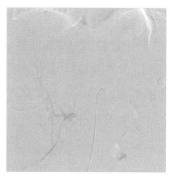
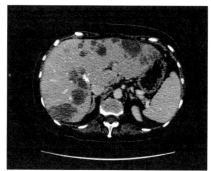

图 6-8　经微导管于右肝动脉行　图 6-9　肝脏（腹部，横截面）
　　　　化疗栓塞

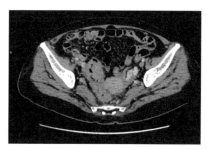
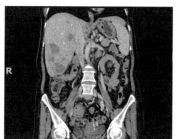

图 6-10　直乙交界区（盆腔，横截面）　图 6-11　腹部及盆腔（冠状面）

总结：该患者患有结肠癌，已出现肝、肺多发转移，已无手术机会，且主要症状为右上腹胀痛，此症状与肝脏转移灶多、肿瘤高负荷有关，因此采用了介入化疗栓塞联合化疗。第 1 次血管介入治疗 2 个月后复查 CT，见肝脏转移灶明显数量减少、面积缩小（图 6-9），原发灶面积也稍有缩小（图 6-10），治疗效果较好。

病例（二）

患者，女，58 岁，因"确诊胆囊恶性肿瘤伴肝、肺转移 1+ 年，黄疸加重 1+ 月"入院。该患者入院前已在外院被评估为肿瘤不可切，经过多线全身化疗，肿瘤仍然进展，黄疸加重，全身恶病质状态。入院后，经 MDT 讨论，基本同意外院诊断，患者胆囊癌 IV 期，无手术指针，经多线全身化疗，疾病进展，目前建议对症治疗、关怀处理。患者目前的主要症状是由胆道梗阻所致，因此考虑行局部介入治疗，以缓解其局部肿瘤所致的梗阻。

诊断：胆囊恶性肿瘤 IV 期，肝继发恶性肿瘤，肺继发恶性肿瘤，梗阻性黄疸，恶病质。

于 DSA 引导下行经导管肝固有动脉化疗栓塞术（图 6-12）。

术中用药（肝固有动脉）：奥沙利铂 200 mg，碘化油 3 mL（图 6-13）。

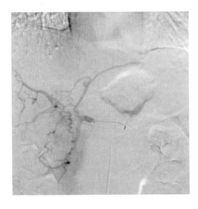 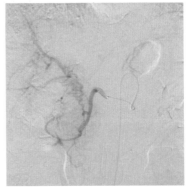

图 6-12　经微导管于肝固有动脉造影

图 6-13　化疗栓塞后再次经微导管造影，见肿瘤供应血管区栓塞良好

　　介入术前 CT 如图 6-14、图 6-15 所示。

　　术后 3 个月复查 CT 如图 6-16、图 6-17 所示。

　　总结：该患者患有胆囊癌，伴肝、肺多发转移，行第 6 次血管介入治疗，3 个月后复查 CT，见胆囊窝肝内病灶范围缩小，胆道梗阻缓解，病灶周围淋巴结较前稍缩小（图 6-14、图 6-16）。针对此类局部晚期、无法手术切除的复杂性胆囊恶性肿瘤，血管介入治疗可缓解肿瘤带来的梗阻性黄疸，提高患者的生活质量。

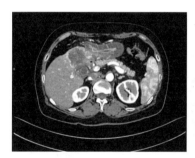 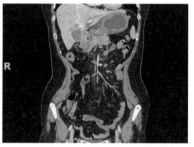

图 6-14　肝脏、胆囊（腹部，横 　图 6-15　腹部及盆腔（冠状面）
　　　　　截面）

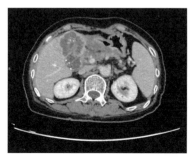 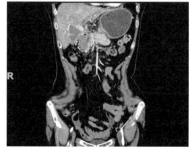

图 6-16　肝脏、胆囊（腹部，横截面）　图 6-17　腹部及盆腔（冠状面）

病例（三）

患者，男，68 岁，因"左肋下胀痛 1+ 月"入院。门诊胃镜检查提示：胃窦隆起性病变性质待定，疑似隆起型胃窦癌（图 6-18）。病理结果提示：胃窦腺癌（图 6-19）。入院 CT 提示：肝多发转移瘤。

诊断：胃恶性肿瘤，肝继发恶性肿瘤。

于 DSA 引导下行经导管胃右动脉、左肝动脉、右肝动脉化疗栓塞术。

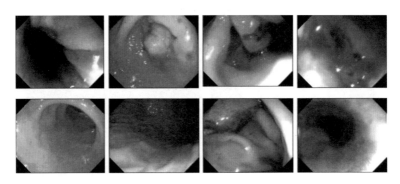

图 6-18　胃镜下见胃窦后壁巨大隆起性病变

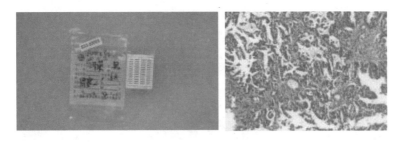

图 6-19　病理结果提示胃窦腺癌

术中用药：①胃右动脉：奥沙利铂 100 mg，表柔比星微球 0.2 mL（图 6-20）；②左肝动脉：奥沙利铂 50 mg，表柔比星微球 1.5 mL（图 6-21）；③右肝动脉：奥沙利铂 50 mg，表柔比星微球 2.0 mL（图 6-21）。

介入术前 CT 如图 6-22、图 6-23 所示。

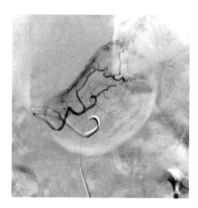 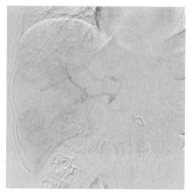

图 6-20　经微导管于胃右动脉行化　图 6-21　经微导管于左、右肝动脉
　　　　　疗栓塞　　　　　　　　　　　　　行化疗栓塞

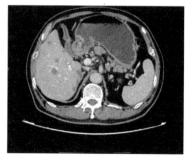 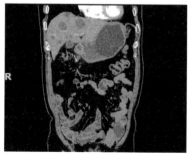

图 6-22　胃窦、肝脏（腹部，横截面）　图 6-23　腹部及盆腔（冠状面）

术后 3 个月复查 CT 如图 6-24、图 6-25 所示。

总结：该患者患有胃癌，伴肝转移，第 1 次血管介入治疗 3 个月后复查 CT，见胃窦病灶稍增大（图 6-22、图 6-24），肝多发转移瘤部分缩小或消失（图 6-23、图 6-25），治疗效果尚可。

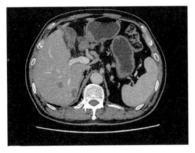 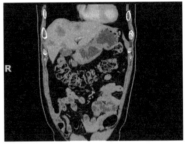

图 6-24　胃窦、肝脏（腹部，横截面）　图 6-25　腹部及盆腔（冠状面）

病例（四）

患者，女，71 岁，因"呕血、黑便 3 个月"入院，入院前 1 个月已确诊胃癌。入院 CT 提示：肝内多发占位，考虑肝继发恶性肿瘤。患者病情重，合并幽门梗阻、上消化道出血、肺部感染、重度贫血、低蛋白血症等。

诊断：胃恶性肿瘤伴出血，上消化道出血，失血性休克，肝继发恶性肿瘤，幽门梗阻，肺部感染，重度贫血，低蛋白血症。

行胃镜下止血，但患者仍反复呕血，遂于 DSA 引导下行经导管胃左动脉化疗栓塞术 + 肝固有动脉灌注化疗术。

术中用药：①胃左动脉：奥沙利铂 50 mg，表柔比星微球 0.3 mL，明胶海绵颗粒混悬液 1.5 mL（图 6-26、图 6-27）；②肝固有动脉：奥沙利铂 50 mg（图 6-28）。

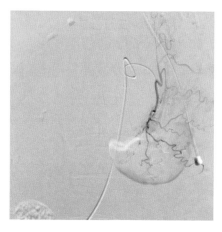

图 6-26　经微导管于胃左动脉造影见胃左动脉胃窦分支出血

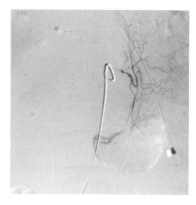

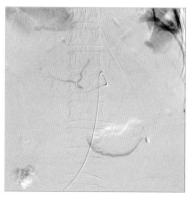

图 6-27　栓塞后再次造影见原出血部位不显影，出血停止　图 6-28　经微导管于肝固有动脉造影后行灌注化疗

总结：该患者患有胃癌，伴肝转移，合并上消化道出血，胃镜止血治疗效果不佳，经血管介入治疗后，出血血管栓塞良好，出血得以迅速控制（图 6-27），疗效确切。

病例（五）

患者，女，60 岁，因"直肠癌术后 1+ 年，下腹痛 8+ 月"入院。1 个月前检查提示：直肠癌术后局部肿瘤复发，累及右侧肛提肌，与子宫底部右后壁分界不清，大网膜、腹膜见转移灶。

诊断：直肠恶性肿瘤术后复发，腹膜继发恶性肿瘤，大网膜继发恶性肿瘤。

于 DSA 引导下行经导管左侧髂内动脉灌注化疗 + 右侧髂内动脉前干化疗栓塞术。

术中用药：①左侧髂内动脉：奥沙利铂 100 mg（图 6-29）；

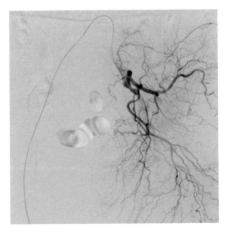

图 6-29　经导管于左侧髂内动脉造影后
　　　　　行灌注化疗

②右侧髂内动脉前干：伊立替康 120 mg，奥沙利铂 100 mg，碘化油注射液 0.5 mL（图 6-30、图 6-31）。

介入术前 CT 如图 6-32、图 6-33 所示。

术后 2 个月复查 CT 如图 6-34、图 6-35 所示。

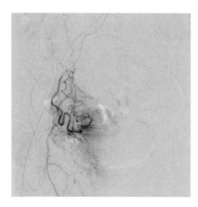
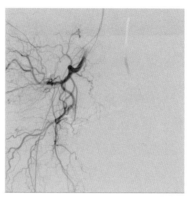

图 6-30　经导管于右侧髂内动脉造影　图 6-31　经微导管于右侧髂内动脉前干行化疗栓塞

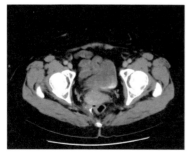
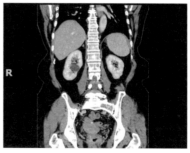

图 6-32　直肠（盆腔，横截面）　图 6-33　腹部及盆腔（冠状面）

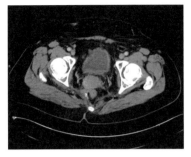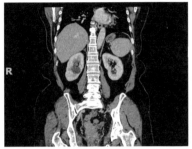

图 6-34　直肠（盆腔，横截面）　　图 6-35　腹部及盆腔（冠状面）

总结：该患者为直肠癌术后局部复发，伴大网膜及腹膜转移，第 1 次血管介入治疗 2 个月后复查 CT，见直肠癌术后复发盆腔肿瘤稍有缩小（图 6-32、图 6-34），治疗有效。

病例（六）

患者，女，因"进食有哽咽感 1 个月"入院。胃镜检查见贲门巨大溃疡，病理结果提示中 - 低分化腺癌（图 6-36）。腹部 CT 提示：①胃贲门软组织密度团块影伴小弯侧胃壁不均匀增厚，考虑恶性肿瘤性病变；②肝内多发低密度结节，肝胃间隙多发淋巴结增大，考虑转移可能性大（图 6-37—图 6-40）。

诊断：贲门恶性肿瘤（腺癌）cT4aN1M1。

患者胃癌晚期合并肝转移，无直接手术指征，考虑转化治疗，遂于 DSA 引导下行经导管胃左动脉 + 肝固有动脉化疗栓塞术，并联合全身化疗（图 6-41—图 6-44）。

术中用药：①胃左动脉：奥沙利铂 50 mg，表柔比星微球 0.5 mL；②肝固有动脉：奥沙利铂 100 mg。

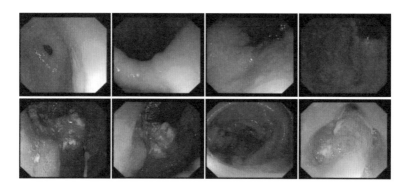

图 6-36　胃镜下见贲门巨大溃疡

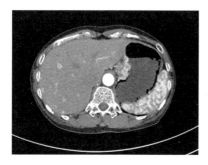

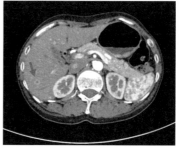

图 6-37　CT 提示贲门处增厚（横截面）

图 6-38　CT 提示肝脏多处转移（横截面一）

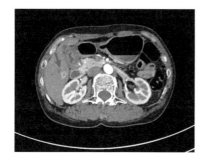

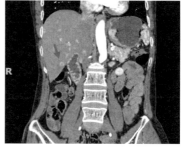

图 6-39　CT 提示肝脏多处转移（横截面二）

图 6-40　CT 提示肝脏多处转移（冠状面）

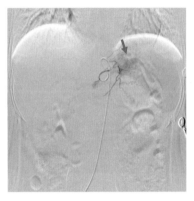

图 6-41　经微导管于胃左动脉造影

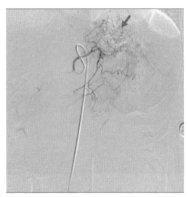

图 6-42　行化疗栓塞后再次经微导管于胃左动脉造影，见肿瘤供应血管区栓塞良好

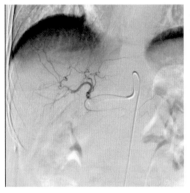

图 6-43　经微导管于肝固有动脉造影

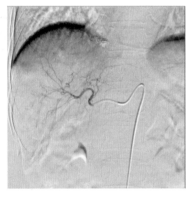

图 6-44　行化疗栓塞后再次经微导管于肝固有动脉造影，见肿瘤供应血管区栓塞良好

　　术后 3 个月复查 CT，病灶未见显示，提示临床缓解（图 6-45—图 6-48）。复查胃镜未见原始病灶（图 6-49）。

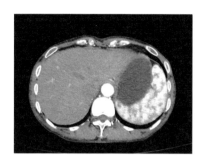

图 6-45　CT 提示贲门增厚减轻（横截面）

图 6-46　CT 提示肝脏未见转移结节（横截面一）

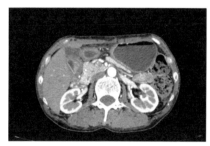

图 6-47　CT 提示肝脏未见转移结节（横截面二）

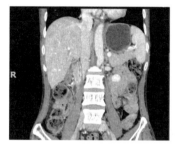

图 6-48　肝脏转移灶处见高密度沉积，未见转移灶（冠状面）

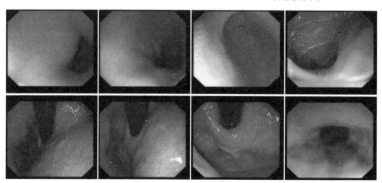

图 6-49　复查胃镜见胃壁光滑，未见病灶

　　总结：该患者经 2 次血管介入治疗后，复查 CT 提示：①与 3 个月前的 CT 结果相比，原胃贲门病灶现未见确切显示；②肝内多发低密度结节未见显示。复查胃镜未见胃内病灶。由此可见，患者获得临床缓解，疗效显著。

（管海彬　吴晓醒　闵江）

参考文献

［1］　黄笑语，赵赫，曹家玮，等 . 恶性肿瘤介入治疗的现状及进展［J］. 中国医刊，2020，55（5）：468-471.

［2］　Sottani C, Poggi G, Quaretti P, et al. Serum pharmacokinetics in patients treated with transarterial chemoembolization（TACE）using two types of epirubicin-loaded microspheres［J］. Anticancer Res, 2012, 32（5）：1769-1774.

［3］　韩宇 . 内镜下介入治疗进展期胃癌的疗效观察［J］. 中国肿瘤临床与康复，2007，14（3）：263.

［4］　金巨光，赵忠春，徐克，等 . 进行期胃癌术前经动脉化疗栓塞的临床及病理学研究［J］. 临床医学影像杂志，1996，2：86-88.

［5］　路平，王舒宝，袁媛，等 . 胃癌术前动脉栓塞化疗的临床及

病理学研究［J］.中华医学杂志，1996，76（2）：146-147.

［6］ 帅磊渊，王子卫.介入化疗在进展期胃癌新辅助化疗中的应用现状［J］.医学综述，2007，13（13）：993-996.

［7］ 潘彦康.胃癌介入化疗与全身化疗的疗效比较［J］.吉林医学，2009，30（15）：1561-1562.

［8］ 刘福坤.介入治疗在胃肠道肿瘤中的应用［J］.腹部外科，2004，17（5）：267-269.

［9］ 吴鹏，朱正纲，叶正宝，等.5-氟尿嘧啶-2'-脱氧核苷经胃左动脉介入灌注后的药代动力学实验研究［J］.外科理论与实践，2004，9（2）：135-139.

［10］ Gordon A C, Uddin O M, Riaz A, et al. Making the case: intra-arterial therapy for less common metastases ［J］. Semin Intervent Radiol, 2017, 34（2）：132-139.

［11］ 中国癌症研究基金会介入医学委员会，中国介入医师分会介入医学材料与工程委员会.晚期胰腺癌介入治疗临床操作指南（试行）（第三版）［J］.临床放射学杂志，2019，38（1）：6-17.

［12］ 李建柯，雷洋洋，田宁子，等.经导管动脉内介入治疗在晚期胰腺癌中的应用进展［J］.中国临床医学，2022，29（4）：701-707.

［13］ 徐春生，李传富，陈大庆，等.结直肠癌合并肝脏转移的介入治疗［J］.临床放射学杂志，2009，28（8）：1142-1145.

第七章　消化道介入围手术期管理

一、概述

　　消化道介入围手术期管理除了应遵循介入手术常规管理，还应结合消化道疾病本身的特点设计专门流程；此外，建立包括外科医生、内科医生、放射科医生及其他护理和相关人员的专业团队，特别是消化道肿瘤治疗的多学科团队是非常必要的。

　　传统诊疗模式下，患者基于主要病情，在不同学科之间轮转，而多学科团队改变了这种诊疗模式，建立了以患者为中心的诊疗模式，即 MDT 诊疗模式，其在以下几个方面具备优势：①综合治疗方面：不同专业背景的医护人员可提供不同角度的专业意见，确保患者获得全面的治疗和关怀，促进治疗方案的多样性和全面性；②诊治效率方面：多学科团队可通过协作和沟通减少冗余的工作，提高工作效率，缩短诊断和治疗的时间；

③医疗质量方面：团队成员之间的协作和交流可确保患者得到高质量的治疗，减少错误和疏漏；④患者体验方面：综合性的护理和关怀可使患者感觉更加受到重视和关注；⑤人文关怀方面：多学科团队能够为患者及其家人提供更全面的支持，包括情绪、社会和心理上的支持（图 7-1、图 7-2）。

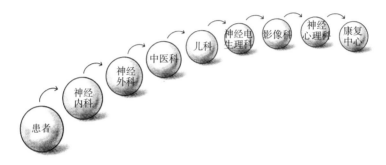

图 7-1　传统诊疗模式

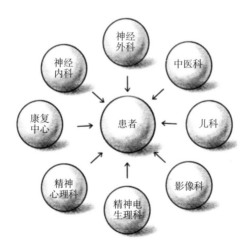

图 7-2　MDT 诊疗模式

二、介入治疗围手术期管理

以下是介入治疗围手术期具体的管理和处理方法。

1. 术前准备

介入治疗前，医生会对患者进行全面评估，获取其详细的病史和实验室检查结果，还会向患者解释治疗过程、可能的并发症和治疗预期效果，并解答患者的疑虑。

（1）评估病情：医生会对患者进行全面评估，包括病史收集、体格检查、实验室检查、影像学检查等，以确定手术的适应证，并详细了解患者的健康状况。

（2）术前检查：根据病情需要，可能需要进行一些特殊的术前检查，如血液检查、心电图（electrocardiogram，ECG）、超声检查、CT 扫描等，以评估患者的器官功能和病变的性质。同时，对于穿刺部位的动脉血管，特别是多次手术操作的血管，建议行动脉血管 B 超检查，以评估穿刺部位是否有附壁血栓。

（3）沟通和教育：医生会与患者进行详细的沟通，向其解释手术的过程、风险和可能的并发症。患者应被告知手术的目的、术后护理和预期的恢复时间。

（4）预防性药物治疗：根据手术类型和患者情况，可能会在手术前给予患者一些预防性的药物治疗，如抗生素预防感染、抗凝剂预防血栓形成等。

（5）术前禁止使用的药物：患者需要告知医生其正在使

用的药物，特别是抗凝药物或其他可能会影响手术的药物。医生可能会要求患者术前适当停药。

（6）术前安排：为了手术的顺利进行，需要提前安排好手术的时间、手术室和团队，并确保所需的设备和器材齐备。

（7）空腹要求：一般情况下，对于胃介入手术，手术当天禁食禁饮，幽门梗阻者需要术前胃肠减压至胃内无食物残渣；对于肠道介入手术，建议术前行肠道准备，充分排尽肠道内容物；对于肝脏介入手术，手术当天禁食禁饮。

（8）安排术前皮肤消毒：术前需要对手术部位进行彻底的皮肤消毒，以减少感染的风险。

2. 术中监测

介入治疗的术中监测是指介入手术过程中对患者的生命体征、器官功能和手术进展进行监测和评估的一系列措施，便于及时发现和处理任何异常情况。

（1）生命体征监测：包括监测患者的心率、血压、呼吸频率和饱和度等指标，以及温度和尿量等。这些监测数据可用于评估患者的整体状况，以便及时发现异常情况。

（2）心电监测：利用心电图监测患者的心电活动，识别其是否存在心律失常、缺血等心脏相关问题。心电监测通常在手术过程中持续进行，以确保心脏的稳定运行。

（3）血氧饱和度监测：利用脉搏血氧饱和度监测仪器（如脉搏氧饱和度仪）监测患者的氧合状态，识别其是否存在氧供不足的问题，并及时采取相应措施。

（4）麻醉深度监测：一般来说，消化道介入手术不需要在常规全麻下进行，但对于一部分特殊患者（如不能很好地配合手术操作的患者），在与麻醉科医生综合评估后，可在全麻下行介入手术。针对此类患者，常采用脑电双频指数（bispectral index，BIS）监测系统来评估患者的麻醉深度，以保证患者在手术过程中处于合适的麻醉状态。

（5）血流动力学监测：消化道介入属于外周血管的介入手术，且术中患者多处于清醒状态，一般不需要特别监测血流动力学变化，但对于一些高危急诊患者（如消化道出血伴休克的患者），其本身的血流动力学不稳定，需要特别关注其血流动力学变化，而且此类患者的介入手术往往在全麻下完成。

（6）其他特定监测：根据手术类型的不同，还可能进行其他特定监测，如脑电图监测、神经肌肉监测、超声监测等，以保护关键器官功能和手术准确性。

术中监测的目的是及时发现并处理可能的并发症，维持患者的生命体征稳定，从而确保手术的安全和成功进行。这些监测措施通常由手术医生、麻醉医师、护士和监护人员负责。

3. 术后处理

介入治疗的术后处理十分重要，旨在确保患者术后的恢复，减少并发症的发生。术后处理的具体步骤和注意事项如下。

（1）术后观察：术后医护人员应密切观察患者的状况，包括患者的意识状态、生命体征、伤口出血、术后并发症等。观察期间要定期记录患者的生命体征，密切关注可能出现的并发症。

（2）术后镇痛：介入手术可能会造成一定疼痛，一般来说，消化道介入患者的术后疼痛多由对应栓塞部分的血管短暂缺血或痉挛引起，表现为压榨痛；也有部分患者因术后反复呕吐引起胃壁痉挛而出现疼痛；极少数患者会发生栓塞后消化道穿孔，表现为突发剧烈腹痛伴腹膜炎体征。医护人员应根据患者的疼痛程度，判断其疼痛原因及性质，制订合适的镇痛方案。通常使用静脉给药的方式进行镇痛，在控制疼痛的同时确保患者的舒适度。

（3）切口处理：针对介入穿刺处，一般常规按压 15 分钟后，给予弹力绷带加压包扎 6~8 小时，其间穿刺肢体严格制动，之后医护人员定期清洁和更换敷料，防止发生感染。同时，医护人员还应观察切口是否有红肿、渗液等异常情况，并及时处理。

（4）发热：大部分消化道介入患者术后不会出现发热，仅少数患者术后可能出现低热，一般不超过 38 ℃，多由应激引起，简单物理降温后多转正常。如果患者术后反复出现发热，则应考虑感染可能，建议查血常规、CRP、PCT 等感染相关指标以评估感染程度，必要时复查 CT 以明确感染位置。如果患者术后出现发热伴腹痛，需要高度警惕消化道穿孔可能，建议密切观察，建立通道，复查 CT 等。

（5）消化道症状：消化道介入患者（特别是胃介入患者）术后无一例外会出现不同程度的消化道症状，如恶心、膈逆、呕吐，主要由栓塞或相关药物对消化道的刺激引起，不同患者的消化道症状表现程度和持续时间也不同。因此，建议消化道介入术后常规禁食禁饮半天，根据患者的症状变化，决定具体进食水的时间，一般先进水，再进流质食物，循序渐进。此外，术后可常规使用质子泵抑制剂（proton pump inhibitor，PPI）和止吐药物，以改善患者的不良反应。

（6）水电解质及酸碱平衡紊乱纠正：上述提到，消化道介入患者（特别是胃介入患者）术后会不可避免地出现恶心、膈逆、呕吐等症状，常常造成体液失衡和电解质酸碱平衡紊乱，如果患者存在幽门梗阻或肠梗阻等基础疾病，紊乱往往会更严重。

（7）综合处理：患者术后需要合理的营养和水分补充，保持充足的休息和睡眠，避免剧烈活动。医护人员应协助患者进行身体康复、呼吸训练等，并提供必要的心理支持。

（8）术后指导：医护人员应向患者解释术后注意事项和禁忌，如饮食限制、药物使用、伤口护理等。患者要按医嘱进行正确的术后护理，避免因不当操作导致并发症的发生。

（9）术后复查：患者术后需要定期复查，以便评估手术效果，监测术后恢复情况。医生应安排患者进行相关检查，如血液检测、影像学检查等，以确保手术达到预期效果。

总之，术后处理是一个综合性的工作，需要医生、护士和患者共同努力。患者要积极配合医嘱，定期进行复查，及时向医护人员报告异常情况，以便医护人员及时对症处理并减少并发症的发生风险。

（杨盛兰）

参考文献

［1］　海峡两岸医药卫生交流协会肿瘤防治专家委员会.肝癌肝切除围手术期管理中国专家共识（2021年版）［J］.中华肿瘤杂志，2021，43（4）：414-430.

［2］　欧阳墉.介入诊疗围手术期处理的认识［J］.介入放射学杂志，2003，12（6）：470-472.

［3］　毛燕君，许秀芳，杨继金.介入治疗护理学［M］.北京：人民军医出版社，2007.

［4］　安天志，周石.介入手术围手术期疼痛管理［J］.介入放射学杂志，2022，31（10）：1015-1019.

第八章 介入相关并发症及其处理和预防

一、概述

血管介入是一种通过导管在血管内进行诊断、治疗、修复或放置药物的技术。血管介入尽管是一种相对安全的非手术治疗方法，但仍然可能产生一些并发症，具体如下。

1. 出血

出血是血管介入最常见的并发症，多见于血管介入手术中。出血的发生主要是由血管损伤或血栓溶解导致的凝血功能异常所致。出血的风险因个体的血管状态、操作技术和使用的器械等因素而异。

血管介入后出血的治疗方法如下。

（1）压迫止血：在出血部位施加适当的压力，帮助止血。

（2）血管内栓塞：在引起出血的血管内部插入栓塞剂，堵塞出血血管，防止进一步出血。

（3）输血：如果大量失血或贫血严重，可能需要输血来补充血容量和红细胞。

（4）栓塞修复：在严重出血的情况下，可能需要进行栓塞修复手术，通过介入手术修复出血的部位。

血管介入后出血的预防方法如下。

（1）术前准备：术前进行全面评估，包括凝血功能和相关病史的检查，以判断患者的出血风险。

（2）选择合适的治疗方法：根据患者的具体情况和病变特点，选择最适合的血管介入方式，以减少出血风险。

（3）监测凝血功能：介入手术术中、术后和康复期，密切监测患者的凝血功能，及时发现并处理出血风险。

（4）术后康复：患者术后应遵从医嘱，保持适当的活动和休息，避免剧烈运动，减少出血风险。

2. 血栓形成

血管介入可能导致血栓形成。血管内放置支架或其他装置时，异物可导致血流阻塞，形成血栓，同时介入手术会破坏血管内膜，暴露血管内的血液成分，从而促使血栓形成。血栓可发生在手术部位，也可发生在其他部位，并随循环系统进入到身体的其他部位，导致栓塞，严重者可引发脑卒中、心肌梗死或肺栓塞等并发症。

血管介入后血栓形成的治疗方法如下。

（1）抗凝治疗：常用的抗凝药物包括肝素、低分子肝素、华法林等，可抑制血液凝块的形成，从而预防或治疗血栓形成。

（2）血栓溶解治疗：使用纤溶酶原激活剂等药物，促进血栓溶解，恢复血管通畅。

血管介入后血栓形成的预防方法如下。

（1）术前评估：术前进行全面评估，包括凝血功能和相关病史的检查，以判断患者的血栓风险。

（2）术中抗凝：介入手术过程中，根据患者的具体情况，给予适当的抗凝治疗，预防血栓形成。

（3）术后预防：术后采取预防措施，如使用弹力袜、适度活动、合理用药等，减少血栓形成的风险。

总之，血栓形成是血管介入后可能产生的并发症之一，需要识别并及时处理。医生应根据患者的具体情况，采取相应的治疗和预防措施，减少血栓形成的风险。

3. 反应性动脉痉挛

反应性动脉痉挛是血管介入常见的并发症，常由机械操作或药物刺激引起，特别是高浓度的化疗药物经过动脉血管常引起血管平滑肌迅速痉挛，因供血不足，患者术中可突发剧烈疼痛。

反应性动脉痉挛的治疗方法如下。

（1）抗痉挛药物：常用的药物包括硝酸酯类药物（如硝酸甘油）、钙离子拮抗剂（如尼莫地平）等，这些药物能够放松血管平滑肌，缓解痉挛，恢复血流通畅。

（2）血管扩张治疗：使用血管扩张剂（如硝酸甘油）等药物，扩张痉挛的血管，增加血流通量。

（3）支持性治疗：如果严重痉挛引起血流受限、缺氧、组织坏死等，可能需要采取支持性治疗措施，如补液、纠正电解质紊乱、氧气治疗等。

反应性动脉痉挛的预防方法如下。

（1）充分了解患者的病史和临床情况，术前进行风险评估。

（2）注意手术操作技术，减少血管损伤和血流紊乱的可能。

（3）术中监测和适时干预：术中监测血压、心电活动、动脉压力等参数，及时发现痉挛的征象，适当调整治疗方案。

（4）术后密切观察：术后密切观察患者的病情变化，如有痉挛的征象，及时处理。

反应性动脉痉挛是血管介入后可能产生的并发症之一，需要及时识别和处理。医生应根据患者的具体情况，采取相应的治疗和预防措施，减少动脉痉挛的发生风险。

4. 过敏反应

过敏反应是介入性医疗干预后可能发生的一种并发症，通常是由于患者对使用的造影剂或其他介入材料过敏。过敏反应的症状从轻微到严重不等，包括皮肤红斑、荨麻疹、皮肤瘙痒、痛苦感、面部潮红、眩晕、呼吸困难、血压下降等。严重的过敏反应甚至可导致过敏性休克，这是一种急性的严重过敏反应，需要立即处理。

如果血管介入后发生过敏反应，医生应立即采取适当的紧急处理措施，具体如下。

（1）停止使用过敏原：停止使用造影剂或其他可能引发过敏反应的介入材料。

（2）给予抗过敏药物：根据患者的具体情况，医生可能需要给患者注射抗组胺药物，如氯苯那敏、异丙嗪等，以减轻过敏症状。

（3）给予支持性治疗：根据患者的具体情况，医生可能需要予以液体静脉输注、氧气辅助呼吸、血管活性药物等支持治疗，以维持生命体征的稳定。

过敏反应的预防方法如下。

（1）了解患者的过敏史：血管介入前，医生应详细询问患者的过敏史，包括对哪些物质过敏、过敏程度等。

（2）根据患者的过敏史制订治疗方案：医生应根据患者的过敏史，选择相对安全的造影剂和介入材料。

（3）进行预防性药物治疗：针对存在过敏史的患者，血管介入前应予以抗过敏药物治疗，预防过敏反应的发生。

总之，血管介入前，医生必须详细了解患者的过敏史，并采取适当的预防措施，减少过敏反应的发生风险。

5. 心律失常

介入性医疗干预后，患者可能会出现心脏节律异常的情况，即心律失常，包括心律不齐、心动过速、心动过缓等。

血管介入后心律失常的常见原因如下。

（1）自主神经反射：介入操作可能会刺激迷走神经（副交感神经），导致心率减慢（心动过缓）；或刺激交感神经，引起心动过速。

（2）电解质紊乱：血管介入后，部分患者可能会出现电解质紊乱，如血钾浓度异常升高或降低，这可能会导致心脏节律异常。

（3）炎症反应：介入操作可能会引起局部炎症反应，导致心脏组织兴奋性增加，造成心律失常。

（4）介入材料刺激：介入操作过程中，使用的导管、支架等材料可能会直接刺激心脏组织，引起心律失常。

如果血管介入后患者出现心律失常，医生应立即监测并评估其心率情况，并根据具体情况采取相应的处理措施。常见的处理措施如下。

（1）密切监测：针对轻度心律失常，医生可密切监测患者的心率变化，观察其能否自行恢复正常。

（2）药物治疗：针对重度心律失常，如心动过速、心动过缓等，医生可考虑予以抗心律失常药物治疗，以调整心脏的节律。

（3）电生理治疗：针对特定的重度心律失常，如室颤、室速等，医生应予以电生理治疗，包括电击除颤、心脏起搏器植入等。

总之，血管介入前，医生应仔细评估患者是否有心律失常风险，并在介入操作过程中密切监测其心率变化，以便及时采取必要的处理措施。

6. 介入相关心力衰竭

介入相关心力衰竭是指患者在介入性医疗干预过程中或手术后发生的心力衰竭，常见于有心脏基础疾病或本身心力衰竭的患者，可能因手术本身、手术后并发症或药物使用等因素引起。

介入相关心力衰竭的常见原因如下。

（1）心肌损伤：部分化疗药物有心脏毒性，可造成心肌损伤，进而影响心肌的收缩功能，最终导致心力衰竭。

（2）体液超负荷：介入手术过程中，血管内注入的药物或液体可能导致体液超负荷，使心脏负荷增加，最终导致心力衰竭。

（3）心律失常：介入手术可能会引起心律失常，如心房颤动、室性心律失常，进而降低心脏排血，最终导致心力衰竭。

针对介入相关心力衰竭，医生通常会进行详细评估并对症治疗。治疗方法如下。

（1）强心药物：强心药物（如洋地黄类药物）可增强心肌收缩力，改善心脏功能。

（2）利尿剂：利尿剂可帮助排除体内多余的液体，减轻心脏负荷，从而改善心力衰竭症状。

（3）抗心律失常药物：抗心律失常药物可调节心脏节律。

此外，介入相关心力衰竭的治疗方法还包括控制血压、限制盐的摄入、调整心脏负荷等。需要注意的是，应根据患者的具体情况选择有效的治疗方法。因此，血管介入前，医生应充分评估患者的心脏功能，制订合理安全的手术策略，以避免心力衰竭的发生。

7. 辐射暴露

介入手术时，医护人员需要使用 X 射线设备来引导导管等工具进入患者体内，从而进行精确的操作和观察。医护人员和患者在手术过程中可能会受到不同程度的辐射。

辐射暴露的潜在风险如下。

（1）皮肤损伤：长时间、高剂量的辐射暴露可能导致皮肤红肿、糜烂和溃疡等损伤。

（2）眼睛损伤：辐射暴露可能会对眼睛产生损伤，医护人员应佩戴适当的防护设备来保护眼睛。

（3）生殖系统损伤：生殖器官对辐射较为敏感，长时间、高剂量的辐射暴露可能导致不良的生殖效应。

为了减少辐射暴露的风险，医疗机构通常采取以下措施。

（1）使用辐射保护设备：医护人员应穿着特制的防护衣，佩戴特制的手套和护目镜等防护装备，以减少辐射暴露。

（2）最低剂量原则：医护人员应尽可能使用最低剂量的辐射来完成手术，并确保手术时间尽量短暂。

（3）距离和屏蔽：医疗机构通常会采用大量的屏蔽设备和屏蔽防护来减少辐射散射和泄漏。

（4）医护人员培训：医护人员应定期接受辐射防护培训，了解辐射防护的最新指南和技术。

（5）患者沟通：医护人员应术前告知患者介入手术的辐射暴露风险。患者尽管无法直接控制辐射暴露，但可以通过向医护人员了解介入手术的必要性、辐射暴露的风险、可采取的防护措施、手术的频率和剂量等，做出知情决策。

需要注意的是，尽管介入手术有辐射暴露风险，但医生在采取介入手术前会综合考虑患者的临床状况和利益，确保辐射风险收益比是合理的。

8. 感染

介入手术是一种创伤性操作，手术过程中可能会引入细菌或其他病原体，从而导致感染。

感染的预防措施如下。

（1）预防手术区域感染：医护人员术前应进行一系列严格的消毒和无菌措施，以减少手术区域的细菌数量，如穿戴无菌手术服、手套、面罩和帽子，确保手术区域得到适当的无菌覆盖。

（2）使用抗生素：介入手术是无菌操作，通常不需要预防性使用抗生素，但在某些情况下，医生可能会在术前或术中给患者使用抗生素，以预防术后感染。应根据具体情况和感染风险选择和使用抗生素。

（3）注意术后护理：术后护理也是预防感染的重要环节。医护人员应指导患者正确清洁切口区域，定期更换干净的敷料。

此外，医护人员应密切监测患者的切口愈合情况，如有任何感染迹象，及时处理。

（4）减少住院时间：较短的住院时间可减少患者接触医院环境中可能存在的病原体的机会，从而减少感染风险。

尽管医护人员会采取多种措施以预防感染，但感染仍然有可能发生。如果患者术后出现发热、红肿、疼痛、分泌物等感染迹象，应积极处理，防止感染进一步恶化或发生并发症。

二、总结

介入手术是一种创伤性操作，会对身体内部结构进行干预，通常需要穿刺或切割组织以达到诊断或治疗的目的。介入手术的风险因多种因素而异，包括手术类型、患者的整体健康状况以及手术器械和技术使用的质量。不同患者、不同手术都有不同的风险因素，医生术前应与患者充分沟通，根据患者的具体情况评估手术风险和可能出现的并发症，并决定是否推荐和执行手术，以及如何最大限度地减少潜在风险。介入手术的获益通常远大于风险，但要经过专业的治疗评估，才能取得最佳的治疗效果。

（杨盛兰）

参考文献

［1］ 杜飞.外周血管介入治疗并发症的预防及处理［J］.中国实用医药，2011，6（34）：131-132.

［2］ 张耀纲，徐苏玲，张光伟.外周血管介入并发症的原因分析及处理体会［J］.实用医学影像杂志，2013，14（4）：303-304.

［3］ 马水清，杨秀玉.肿瘤介入性治疗副反应及并发症的防治［J］.基础医学与临床，2001，21（3）：209-213.

［4］ 程永德，程英升，颜志平.常见恶性肿瘤介入治疗指南［M］.北京：科学出版社，2013.

［5］ 曹军.常见恶性肿瘤并发症的介入治疗［M］.上海：上海交通大学出版社，2016.